Verhandlungen

der

Deutschen Pathologischen Gesellschaft.

Im Auftrage des Vorstandes

herausgegeben von dem derzeitigen Schriftführer

E. Ponfick in Breslau.

Dritte Tagung,

gehalten zu Aachen vom 17.—20. September 1900.

Berlin.

Druck und Verlag von Georg Reimer.

1901.

Vorrede.

Trotz der excentrischen Lage des diesjährigen Versammlungs-Ortes und dem in den Verhältnissen einer Industriestadt begründeten Mangel an den umfassenden Hülfsmitteln akademischer Institute hat unsere Gesellschaft auch auf der Tagung in Aachen eine lebhafte wissenschaftliche Thätigkeit entfaltet.

Zeugniss hiervon gibt die Reihe der folgenden Abhandlungen. Steht der heurige Band an Umfang auch zurück hinter dem im Vorjahre veröffentlichten, so bringt sein Inhalt dennoch klar zum Ausdruck, dass eine ansehnliche Zahl sowohl inländischer, wie auswärtiger Fachgenossen bemüht gewesen ist, ihr Bestes zu bieten.

E. Ponfick.

Inhalts-Verzeichniss.

Seite

1. Wissenschaftliche Sitzung der Deutschen Pathologischen Gesellschaft.

I. Herr Dinkler-Aachen: Begrüssung 1
II. Herr Rudolf Virchow-Berlin: Eröffnung 1
III. Herr Jores-Bonn: Ueber die Regeneration des elastischen Gewebes 1
IV. Herr Orth-Göttingen: Ueber die Veränderungen der Gelenk- und Epiphysen-Knorpel bei entzündlichen und tuberculösen Erkrankungen der Knochen und Gelenke 10
V. Herr Ponfick-Breslau: Ueber die Wucherungs-Vorgänge im Lungengewebe bei Emphysema verum pulmonum 15
VI. Herr Seiffert-Leipzig: Zur Anatomie und Pathogenese der Serum-Exantheme 19

2. Wissenschaftliche Sitzung der Deutschen Pathologischen Gesellschaft.

VII. Herr Pio Foà-Turin: Anatomischer und experimenteller Beitrag zur Pathologie der Nebennieren 31
VIII. Herr Morpurgo-Siena: Ueber eine infectiöse Form der Knochenbrüchigkeit. (Mit 6 Abbildungen) 40
IX. Herr Dinkler-Aachen: Ein Fall von primärem Lungen-Carcinom 59
X. Herr Walter Petersen-Heidelberg: Ueber den Aufbau des Carcinoms 61
XI. Herr Seiffert-Leipzig: Ueber congenitale Rhabdomyome des Herzens. (Mit 1 Abbildung) 64

3. Wissenschaftliche Sitzung der Deutschen Pathologischen Gesellschaft.

XII. Herr Nils Sjöbring-Lund: Ueber die Aetiologie der Geschwülste 65
XIII. Herr Jürgens-Berlin: Ueber Protozoën bei Carcinom . . . 70
XIV. Herr Askanazy-Königsberg: Distomum Felineum beim Menschen in Ostpreussen 72

Seite

XV. Herr Nauwerck-Chemnitz: Perforation des Darms und des Pancreas durch eine Taenie 81

XVI. Herr Orth-Göttingen: Ueber traumatische anämisch-necrotische Infarcte der Leber 82

XVII. Herr v. Baumgarten-Tübingen: Experimentelle Untersuchungen über die Histologie der Hoden-Tuberculose. 91

XVIII. Herr C. Kraemer-Cannstatt: Experimentelle Beiträge zum Studium der Hoden-Tuberculose 94

XIX. Herr Lubarsch-Posen: Ueber die diagnostische Bedeutung der sogenannten miliaren Leber-Gummata . . 98

XX. Derselbe: Zur Kenntniss der Knochenbildungen in Lunge und Pleura 102

XXI. Herr v. Baumgarten-Tübingen: Ueber die histologische Differential-Diagnose zwischen tuberculöser und gummöser Orchitis 107

XXII. Herr C. Kraemer-Cannstatt: Experimentelles über Zimmtsäure-Behandlung der Tuberculose bei Kaninchen. . . 121

XXIII. Herr Askanazy: Ueber das Verhalten der Darmganglien bei Peritonitis 124

4. Wissenschaftliche Sitzung der Deutschen Pathologischen Gesellschaft.

XXIV. Herr Chiari-Prag: Myelitis suppurativa bei Bronchiectasie. 132

XXV. Herr Orth-Göttingen: Ueber die Beziehungen der Lieberkühn'schen Krypten zu den Lymphknötchen des Darmes unter normalen und pathologischen Verhältnissen . . 135

XXVI. Herr Simmonds-Hamburg: Ueber Cysten- und Cystofibrome der retrotrachealen Schleimdrüsen 139

XXVII. Herr Richard Kretz-Wien: Ueber die Beziehungen zwischen Toxin und Antitoxin 143

XXVIII. Herr Mühlmann-Odessa: Ueber die Veränderungen der Nervenzellen in verschiedenem Alter 148

Geschäfts-Sitzung der Deutschen Pathologischen Gesellschaft . . . 158

Satzungen der Deutschen Pathologischen Gesellschaft 160

Mitglieder-Liste der Deutschen Pathologischen Gesellschaft 166

Sitzung vom 17. September 1900, Nachmittags um 4 Uhr.

I.

Der Einführende der Abtheilung für Allgemeine Pathologie und Pathologische Anatomie der Versammlung Deutscher Naturforscher und Aerzte, Herr Prof. Dr. Dinkler-Aachen, begrüsst die Erschienenen im Namen der Geschäftsleitung und bittet darauf Herrn Geh. Rath Virchow-Berlin, den Vorsitz zu übernehmen.

II.

Herr Rudolf Virchow übernimmt als Vorsitzender der Deutschen Pathologischen Gesellschaft die Leitung der Verhandlungen, indem er deren Mitglieder willkommen heisst.

III.

Herr L. Jores-Bonn:

Ueber die Regeneration des elastischen Gewebes.

Ueber Regeneration und Neubildung elastischer Fasern sind in letzter Zeit so viele Einzelthatsachen bekannt geworden, dass es sich wohl verlohnen dürfte, aus diesen die Grundregeln herauszulesen und so einen Standpunkt zu gewinnen, von dem aus die Regeneration des elastischen Gewebes übersichtlich und verständlich erscheint.

Dass Regenerationsbestrebungen des elastischen Gewebes eine sehr häufige und im Organismus weit verbreitete Erscheinung darstellen, ist wohl die erste Folgerung, welche sich aus den neueren Arbeiten über diesen Gegenstand ergiebt. Bevor es spezifische Färbungen für elastische Fasern gab, kannte man nur die Neubildung der elastischen Lamelle, welche bei Endarteriitis das neue Lumen des Gefässes zu begrenzen pflegt. Erst erheblich später sah man die elastischen Fasern in der Hautnarbe und deutete sie als durch Regeneration entstanden. Es folgten dann vereinzelt und weniger beachtet Beobachtungen über das Verhalten elastischer Fasern bei Entzündung und Geschwulstbildung in der Haut und über die Wucherungen derselben bei den interstitiellen Entzündungen der Leber und Niere. Dann wuchsen unsere Kenntnisse in Bezug auf die Rolle, welche die elastischen Elemente beim Aufbau der Intimaverdickung der Blutgefässe spielen und schliesslich zauberte die Weigert'sche Methode in geradezu überraschender Weise bei den verschiedensten pathologischen Processen in den verschiedensten Organen und Geweben elastische Fasern hervor.

Bis vor nicht langer Zeit bestand noch die von früher her überkommene Meinung, dass die elastischen Fasern eine starre, schwer veränderliche Gewebsart seien, heute müssen wir sagen, dass die Regenerationskraft dieses Gewebes eine ganz erhebliche ist, dass das elastische Gewebe, was Häufigkeit der Regeneration anbelangt, seinem nächsten Verwandten, dem collagenen Bindegewebe nur wenig nachsteht.

Ob freilich entsprechend der Häufigkeit des Auftretens regenerativer Vorgänge am elastischen Gewebe auch eine Vollkommenheit der Regeneration erreicht wird, ist eine Frage, die sich wohl nicht positiv beantworten lässt. In der Regel sind die neugebildeten Fasern von äusserster Feinheit und in Folge dessen waren sie den Beobachtern vor Einführung besonderer Färbemethoden auch entgangen. Verhältnissmässig selten bilden sich stärkere Fasern aus, so z. B. in der Hautnarbe. Regelmässig erlangt der Neubildungsprocess eine bedeutende Vollkommenheit bei denjenigen Lamellen, welche der Endothellage eines durch Endarteriitis veränderten Gefässlumens anliegen[1]). Auch neugebildete kleine arterielle Gefässe

---

[1]) Von der Bildung elastischer Lamellen durch Abspaltung aus der membrana elastica interna, ein Vorgang, bei dem auch starke Lamellen gebildet

pflegen eine gut ausgeprägte membrana elastica interna zu besitzen. In der wuchernden Intima ist auch mit Sicherheit zu konstatiren, dass das neugebildete elastische Gewebe in Form von Platten auftritt, so dass man demselben die Fähigkeit, sich nicht nur zu Fasern (körperlich gedacht), sondern auch zu Lamellen auszubilden, zuerkennen muss. Im Grossen und Ganzen aber erscheint das elastische Gewebe schwerfälliger in Bezug auf Dickenwachsthum als auf Längswachsthum.

Auch noch in anderer Beziehung kann die Regeneration eine unvollständige sein, insofern nämlich, als sie Gebiete, die sie unserer Voraussetzung nach zu versorgen hätte, nicht vollständig zu versehen vermag. In den Narben z. B. kann ja ein recht vollständiger Wiederersatz der elastischen Fasern erreicht werden; dies ist nach Untersuchungen von Gutentag und von Kromayer regelmässig in den Impfnarben der Fall. In manchen Narben aber bleiben trotz hohen Alters derselben die elastischen Elemente ihrer Zahl und Stärke nach recht mangelhaft ausgebildet. In der Intima arterio-sklerotischer Gefässe ist der Gehalt an elastischem Gewebe in der Regel ein sehr grosser, aber auch hier kommen Schwankungen vor und man kann, wenn auch selten, Gefässe antreffen, deren Intima arm an elastischen Fasern ist.

Schwer urtheilen lässt sich über den funktionellen Ersatz, den das regenerirte elastische Gewebe zu leisten vermag. Bisher nahmen alle Untersucher eine funktionelle Leistung auch der feinsten Fäserchen ohne Weiteres an. Sicherlich ist eine solche Annahme für viele Fälle berechtigt. Andererseits kann ich mich im Hinblick auf das Auftreten elastischen Gewebes in atrophischen Organen, verkümmerten oder verödeten Organtheilen nicht der Ansicht verschliessen, dass die funktionelle Bedeutung regenerirter elastischer Fasern unter Umständen gering oder überhaupt nicht vorhanden sein kann.

Gehen wir zu den Erscheinungen über, unter denen im Einzelnen die Regeneration elastischer Fasern sich vollzieht, so wäre zunächst zu erwähnen, dass die Bildung junger Fasern schnell vor

---

werden, sehe ich hier ab. Ich habe diesen Bildungsprocess schon früher (Ziegler's Beiträge Bd. 24) von der gewöhnlichen Art der Bildung elastischen Gewebes unterschieden und finde diese Unterscheidung durch fortgesetzte Untersuchungen immer mehr berechtigt. Ich hoffe, darüber bald nähere Mittheilungen machen zu können.

sich gehen kann. Auch in diesem Punkte wichen die früheren Anschauungen ab. Da in einer Narbe Fasern von einiger Dicke erst nach Monaten aufzutreten pflegen, so berechnete man die Zeit, welche das elastische Gewebe zu seiner Entwickelung brauche, auf Monate und Jahre. Das Auftreten elastischer Fasern in der Intima arteriosklerotischer Arterien brachte man ebenfalls mit der Chronicität dieses Processes in Beziehung. Indessen deutete eine zunächst noch vereinzelte Beobachtung Goldmann's schon an, dass die Verhältnisse möglicherweise anders liegen. Goldmann sah in einem Präparat, welches einer Hautpfropfung vom zehnten Tage entnommen war, die ersten zarten elastischen Fasern vom Rand her in das Narbengewebe eindringen. Dann konnte ich an ligirten Gefässen von Versuchsthieren zeigen, dass die Bildung elastischer Fasern schon mit der ersten Wucherung der Intima einsetzt. Die erste Anlage elastischen Gewebes war an diesem Objekt bereits 8 bis 10 Tage nach der Ligatur bemerkbar, nach 20 Tagen besass die Intima bereits ein gut ausgebildetes System von Lamellen. Daraus folgt, dass, wenn wir in der Hautnarbe die elastischen Fasern durchweg später auftreten sehen, dies nicht an der Langsamkeit des Wachsthums der elastischen Fasern liegen kann, sondern daran, dass in der Narbe erst später die Bedingungen für die Entwickelung des elastischen Gewebes günstig liegen. Man kann sagen, dass erst dann elastisches Gewebe sich entwickeln kann, wenn das Keimgewebe sich in definitives Bindegewebe umzuwandeln beginnt. Im Granulationsgewebe bilden sich keine elastischen Fasern. Auch sind Narben, welche noch stellenweise mit Rundzellen infiltrirtes Gewebe enthalten, in diesen Partieen frei von elastischem Gewebe. Ebenso ist bei interstitiellen Entzündungen der Organe das zellig infiltrirte Bindegewebe ärmer an elastischen Elementen als das definitive. Mit diesen Verhältnissen hängt auch die von Kromayer bereits gefundene Thatsache zusammen, dass in Narben, die aus einem Heilungsprocess per primam intentionem hervorgegangen sind, eher elastische Fasern sich bildeten, als in den per secundam intentionem entstandenen. Auch die von Goldmann gemachte Beobachtung, dass die nach Thiersch transplantirte Haut schnell und ausgiebig mit elastischen Fasern versorgt wird, ist auch wohl dadurch zu erklären, dass es bei der Transplantation zu einer frühzeitigen, ohne Umschweife erreichbaren Neubildung definitiven Gewebes kommt.

Ist also die Bildung definitiven Bindegewebes der Entwickelung der elastischen Fasern günstig, so ist andererseits die Sklerosirung des Bindegewebes ohne Einfluss. Sklerotische Narben können verhältnissmässig arm an elastischem Gewebe sein. Derbe Fibrome sind in der Regel sehr arm an elastischen Fasern oder vollständig frei davon. In Keloiden hat bisher noch kein Beobachter elastisches Gewebe gefunden.

Eine weitere wichtige Erscheinung bei der Regeneration der in Rede stehenden Gewebsart ist die, dass sich das neue elastische Gewebe von dem alten aus bildet. Goldmann hat zuerst gesehen, dass die neuen Fasern der Narbe von den alten am Rand gelegenen ausgingen, gleichsam wie durch Sprossung. In der Gefässwand beschrieb Manz diese Beziehungen der neuen Fasern zu den alten für eine Herzgeschwulst Jacobsthal. Auch für die interstitiellen Wucherungen des Bindegewebes in den Organen, und für die Geschwulstbildung lässt sich dasselbe nachweisen (Hohenemser, Melnikow, Jores). Man kann demnach dem Satze, dass das junge elastische Gewebe in seiner Entwickelung auf das alte angewiesen ist, eine allgemeine Gültigkeit beimessen.

In Uebereinstimmung hiermit zeigt sich auch, dass von diesem Umstand die Vertheilung und der Reichthum neuen elastischen Gewebes in Organen und Geweben abhängig ist. Für die Hautnarbe z. B. konnte ich dies ausführlicher darthun. Eine per primam intentionem entstandene Narbe besitzt in ihrem oberen Theil hauptsächlich elastische Fasern, welche von den angrenzenden Cutisfasern aus hin- und herüberziehen, während die unteren, der an elastischem Gewebe weit ärmeren Subcutis benachbarten Partieen auch arm an elastischen Fasern sind. Aendert man die Art des Defektes, so ändert sich auch diese Anordnung. Narben, welche aus flachen Defekten entstanden sind, an deren Boden noch Reste von Cutisgewebe liegen, kann man in einem Stadium antreffen, in denen die unteren und seitlichen Partieen reich an elastischen Fasern sind, während sie in den oberen, subepithelialen fehlen. Sind in die Narbe Reste alten Gewebes eingeschlossen, so geht auch von diesen eine Regeneration des elastischen Gewebes aus und die Anordnung desselben wird durch die Einschlüsse mit bedingt. Sehr deutlich zeigt sich die Abhängigkeit des neugebildeten elastischen Gewebes von einem elastischen Muttergewebe auch bei interstitieller Wucherung in inneren Organen. Die Niere bietet hierfür das beste

Beispiel. Ihr Bindegewebe enthält nur in der Umgebung der arteriellen Gefässe elastische Fasern und daher findet man bei der interstitiellen Nephritis nicht so reichlich elastische Fasern wie bei entsprechenden Processen in der Leber und Milz. Dazu tritt das elastische Gewebe in den Schrumpfnieren nicht gleichmässig und regelmässig auf und es lässt sich bis in die feinsten Einzelheiten verfolgen, wie sein Auftreten an das adventitielle Gewebe räumlich gebunden ist. In Bezug auf das Auftreten elastischer Fasern in Geschwülsten ist das vorliegende Material noch dürftig, doch scheint auch hier dasselbe Verhalten des elastischen Gewebes sich zu zeigen. So geht dasselbe auch in Tumoren vielfach von der Adventitia der Gefässe aus, oder von alten in die Geschwulst mit hineingezogenen Fasern. Auch glaubte ich, den regelmässigen Gehalt der Myome des Uterus an elastischen Fasern auf die an diesen reiche Muttersubstanz zurückführen zu dürfen.

Die Erscheinung der verschiedenen Anordnung des elastischen Gewebes und seines wechselnden Auftretens in den verschiedenen Organen und Geweben ist bisher in anderer Weise erklärt worden, nämlich dadurch, dass man die Bildung elastischen Gewebes auf mechanische Momente zurückführte. In neuester Zeit hat Melnikow von diesem Standpunkt aus die ganzen Regenerationserscheinungen ausführlich behandelt. Melnikow's thatsächliche Beobachtungen stimmen mit den meinigen überein oder wo sie sich auf Gebiete beziehen, die von mir nicht untersucht wurden, fügen sich die Befunde zwanglos in meine Auffassung der Regeneration des elastischen Gewebes. Die Erklärung, die Melnikow den Befunden giebt, kann ich indessen nicht als richtig anerkennen. Ich kann hier nicht auf Einzelheiten derselben eingehen, sondern möchte nur im Ganzen Folgendes bemerken. Im Prinzip gehen ja Melnikow's, wie auch die früheren ähnlichen Erklärungen anderer Autoren von dem Gedanken aus, dass das elastische Gewebe normalerweise im Körper da auftritt, wo die Gewebe einem mechanischen Zug oder Druck gegenüber Festigkeit und Elasticität besitzen müssen. Man sagt nun einer teleologischen Auffassung zufolge, auf deren Berechtigung im Allgemeinen ich hier nicht eingehen will, dass das elastische Gewebe sich dort bilde, wo seine Wirkung nothwendig oder beabsichtigt sei. Die Uebertragung dieser Anschauung auf das pathologische Gebiet führt dann dazu, anzunehmen, dass auch unter pathologischen Verhältnissen sich elastische Fasern dann bilden, wenn Zug oder Druck oder sonstige mechanische Momente das Vorhandensein solcher elastischen Elemente nothwendig oder wünschenswerth erscheinen lassen. In manchen Fällen scheint dies ja in der That zuzutreffen, in vielen anderen dagegen sind diese Ursachen durchaus nicht ersichtlich und es bedarf recht gekünstelter und gezwungener Erklärungen, um hier noch die Thatsachen der Theorie anzupassen. So kann man leicht die Wucherung elastischer Fasern in der Intima arteriosklerotischer Gefässe als Folge des Blutdrucks oder der funktionellen Bewegungen der Gefässwand hinstellen. Aber auch bei der Arteriitis zwischen zwei Ligaturen und bei der Thrombusorganisation, wo die mechanischen Ursachen fortfallen, sehen wir elastisches Gewebe sich entwickeln. Das Vorhandensein elastischer Fasern bei interstitiellen Wucherungen innerer Organe bereitet, wenn man nach mechanischen Ursachen sucht, der Erklärung schon rechte Schwierigkeiten, ebenso die Neubildung der betreffenden Gewebsart in atrophischen Organen. Für die Wucherung elastischer Fasern in zu Grunde gegangenen Hodenkanälchen oder gänzlich verödeten Glomerulis funktionell-mechanische Ursachen zu finden, scheint mir aber völlig unmöglich. Ist es ferner aus mechanischen Momenten heraus erklärlich, warum ein mechanischen Reizen genugsam ausgesetztes Fibrom der Haut fast nie elastische Fasern in nennenswerther Zahl besitzt, während die weit geschützter liegenden Fibroide des Uterus solche regelmässig aufzuweisen haben? Auch der Umstand, dass von transplantirtem Gewebe aus, wie Grohé gezeigt hat, elastische Fasern sich entwickeln können, ist nicht nach der Theorie von der Entstehung elastischer Fasern durch Zug und Druck zu erklären.

Man könnte nun sagen, dass, wenn mechanische Momente nicht die alleinige Veranlassung für die Neubildung elastischer Fasern abgäben, sie doch ein begünstigendes Moment zur Bildung derselben darstellten, vielleicht ihre Weiterentwickelung zu kräftigeren Fasern förderten. Für eine solche Auffassung kann man manche Thatsache anführen; z. B. pflegen sich die elastischen Fasern in einer in Funktion befindlichen Intima stärker zu entwickeln, als bei Obliteration des Gefässes. Indessen ist zu bedenken, dass funktioneller Reiz auf die Entwickelung aller Gewebe einen Einfluss ausübt, und die obigen Erscheinungen sind wahrscheinlich von diesem Gesichtspunkt aus zu beurtheilen.

Ich komme also zu dem Ergebniss, dass man dem elastischen

Gewebe die Fähigkeit, aus sich heraus zu wuchern, zuerkennen muss. Die Erscheinungen, welche die Regeneration des elastischen Gewebes begleiten, sprechen dafür, dass ihm gegenüber dem collagenen Bindegewebe eine wenigstens für gewisse Grenzen gültige Selbständigkeit der Entwickelung zukommt. Denn wenn es auch nicht als ausgeschlossen gelten kann, dass sich collagene Bindegewebsfasern in elastische umwandeln, der gewöhnliche Weg der Neubildung elastischen Gewebes ist es jedenfalls nicht. Vielmehr kann man heute schon sagen, dass das Gesetz von der Differenzirung der Gewebsarten auch auf elastisches und collagenes Bindegewebe sinngemässe Anwendung findet. Es fragt sich nur, wie weit diese Differenzirung geht. Ist sie zurückzuführen auf ein beiden Gewebsarten gemeinsames, aber bereits faseriges Vorstadium oder gar bis auf die Entwickelung aus den Zellen? Dies ist eine Frage, die sich nach dem Stand unserer Kenntnisse noch nicht entscheiden lässt. Wir wissen noch nicht mit Sicherheit, wie wir uns das Wachsthum der elastischen Fasern zu denken haben, und daher will ich diese Frage, die ja nicht unsere Disciplin allein betrifft, nicht in ihrem ganzen Umfange aufrollen, sondern nur kurz darlegen, was mich meine eigenen Untersuchungen in dieser Hinsicht gelehrt haben.

Dass junge elastische Fasern Zellen dicht anliegen oder solche umspinnen, trifft man wie bei der embryonalen, so auch bei der regenerativen Entwickelung des elastischen Gewebes gar nicht selten. An und für sich sind diese Bilder nicht beweisend für eine Entwickelung der Faser aus der Zelle, zumal sich herausgestellt hat, dass die elastischen Fasern in ihren jüngsten Stadien nicht mit der Weigert'schen Farblösung tingirbar sind[1]).

Seltener sieht man, dass die Zellen blassbläulich gefärbte Ausläufer und Contouren besitzen, eine Erscheinung, die ich für identisch halte mit dem sogenannten elastischen Streifen Boll's. Seine elastische Natur ist fraglich, und eine Bedeutung für die Regeneration kommt den erwähnten Bildern wahrscheinlich nicht zu. Am richtigsten ist es wohl, die Aufklärung in jenen noch nicht mit der Weigert'schen Methode färbbaren Fasern zu suchen. Man kann in gewissen Stadien verfolgen, wie die blaugefärbten

---

[1]) Vergl. auch Jacobsthal H. Zur Histologie der Arteriennaht. Beitr. zur klin. Chirurgie Bd. XXVII, Heft 1, S. 226.

Fasern in farblose übergehen. Die letzteren kennzeichnen sich auch durch ihre Anordnung und stärkere Lichtbrechung. Die jungen Fasern besitzen nun, wie bereits früher von Kölliker gesehen worden ist, zellähnliche Anschwellungen. Man trifft diese sowohl an den blau gefärbten Fasern als auch an den farblosen. Bei den letzteren sind diese Gebilde häufiger und theils stärker lichtbrechend als Protoplasma, theils dem Protoplasma ähnlich. Der Form nach sind die Gebilde länglich oder dreieckig und immer kleiner als die Bindegewebszellen.

Es handelt sich hier entweder um verkümmerte Zellen oder um vom Haupttheil des Zellleibes der Bindegewebszellen detachirte Protsplasmatheile. In beiden Fällen würde die Erscheinung darauf hindeuten, dass das Netzwerk der späteren elastischen Fasern ursprünglich ein celluläres wäre. Auch vollgültige Zellen sind in das Netzwerk der farblosen Fasern mit hineinbezogen resp. liegen demselben sehr innig an. Ich führe Ihnen hier die bei meinen Studien gewonnenen Bilder vor (Demonstration von Zeichnungen) mit dem Bemerken, dass die Befunde mich selbst noch nicht zu einem abgeschlossenen Urtheil über die Frage der cellulären Entstehung der elastischen Fasern gebracht haben.

Discussion:

Herr Hansemann hebt hervor, dass zuweilen, aber nicht sehr häufig in malignen Geschwülsten Neubildung von elastischen Fasern vorkommen, die für die differenzirte Entstehung der Fasern sprechen. In einem Falle sah H. eine sehr merkwürdige Neubildung von elastischem Gewebe der Lunge eines Menschen von etwa 45 Jahren. Ueber die Antecedenzien war nichts bekannt. Ein Theil des Unterlappens war im Zustand einer eigenthümlichen schlaffen Carnification, die sich schon makroskopisch von der gewöhnlichen bindegewebigen Carnification unterschied. Die Weigertsche Färbung zeigte ein dichtes Gewirr elastischer Fasern und Platten, die die Alveolen vollständig ausfüllten, sodass die eigentliche alveoläre Structur der Lunge ganz verschwunden war. Das Gewebe war sehr kernarm. Es handelte sich offenbar um einen alten, abgelaufenen Process.

Herr Lubarsch: Auch ich kann bestätigen, dass in Carcinomen Wucherung elastischen Gewebes vorkommt; sehr stark ausgeprägt habe ich sie in einem Magen- und einem Dünndarmkrebs gefunden. Was die Färbbarkeit von Zellconturen nach der Weigert'schen Elastinmethode anbetrifft, so habe ich sie besonders bei Epithel- und Knorpelzellen gefunden, so dass wohl auf Beziehungen zum elastischen Gewebe auf Grund dieser Färbbarkeit nicht geschlossen werden kann. — Der Ansicht des Herrn Jores, dass seine Beobachtungen gegen ein teleologische oder besser wohl entwicklungsmechanische Erklärung der elastischen Faserbildung sprechen, kann ich mich nicht anschliessen. Denn diese Erklärung soll doch überhaupt nur für die erste Entstehung der Gewebe Platz greifen.

Herr Ponfick: Die Beobachtung des Herrn Hansemann vermag ich zu bestätigen, dass sich nämlich bei Carnification (chronischer Hepatisation) der Lunge inmitten des organisirten Alveolar-Exsudates zuweilen beträchtliche Entwicklung von elastischem Gewebe wahrnehmen lässt: eine Erscheinung, welche die Abgrenzung der einzelnen Alveolar-Septa in noch höherem Masse zu erschweren geeignet ist.

Herr Jores: Es ist selbstverständlich, dass ich die Bedeutung entwicklungsmechanischer Gesetze, die für die Entwickelung aller Gewebe zutreffen, auch für das elastische Gewebe nicht bestreite. Ich wende mich lediglich gegen eine solche Auffassung, welche annimmt, dass die erwähnten mehr grob-mechanischen Momente die alleinige Ursache für die Bildung des elastischen Gewebes bilden sollen und die weitere Vorstellung, die sich wenigstens bei den älteren Autoren mit der ersten Anschauung verknüpft, dass Druck, Zug eine direkte Umwandlung des collagenen Bindegewebes in elastisches bewirke.

IV.

Herr J. Orth-Göttingen:

Ueber die Veränderungen der Gelenk- und Epiphysenknorpel bei entzündlichen und tuberkulösen Erkrankungen der Knochen und Gelenke.

Es besteht wohl bei allen Pathologen eine Uebereinstimmung in der Annahme, dass sowohl bei den einfachen eiterigen wie bei den tuberkulösen und tuberkulös eiterigen Knochen- und Gelenkerkrankungen die Knorpel im Bereich der erkrankten Stellen durch vordringendes Keimgewebe zerstört, geradezu aufgefressen werden und dass dabei das Gewebe die Knorpelhöhlen eröffnet und dann gerade in ihnen vordringt, sodass dadurch Buchten am Knorpelrande entstehen. Dagegen weichen die Angaben weit auseinander in Bezug auf die Frage, ob auch die Knorpelzellen selbst sich bei der Zerstörung des Grundgewebes betheiligen, insbesondere ob sie durch Wucherung ihre aktive Theilnahme an den Vorgängen bethätigen.

Schon seit längerer Zeit habe ich immer wieder versucht, durch den Befund von Karyomitosen den Beweis dafür zu erlangen, dass eine typische Theilung von Knorpelzellen vorkommt, aber bisher sind alle meine Bemühungen vergeblich gewesen. Trotzdem meine ich, dass eine Vermehrung der Zellen nicht zu leugnen ist, da man in der Nähe des Knorpelrandes, besonders wenn schon ein Theil des Knorpels vom Keimgewebe aufgezehrt ist, erweiterte Knorpelhöhlen findet, in welchen mehr Knorpelzellen als in den benachbarten Höhlen vorhanden sind. Da keine Mitosen zu finden sind, so muss man annehmen, dass die Vermehrung auf amitotischem Wege zu stande kommt. Dieselbe bildet aber hier ebensowenig den Beginn einer kräftigen formativen Weiterentwicklung wie die sog. Mutterkapselbildung bei der Arthritis deformans; vielleicht ist sie die Folge der vorausgehenden Veränderungen der Grundsubstanz, wodurch der Gewebsdruck verändert wird. Jedenfalls schliessen sich an sie nur rückgängige Veränderungen an, Zellendegeneration in Gestalt von Verfettung und Hyalinbildung, Necrose, angezeigt durch schlechte oder mangelnde Färbbarkeit vieler Kerne, was alles schon an uneröffneten Höhlen nachweisbar ist.

Die schlechte Färbbarkeit der Kerne fällt am meisten auf, wenn daneben in derselben Höhle andere Kerne vorhanden sind, welche eine starke Färbung angenommen haben, denn es tritt dann der an sich schon vorhandene Unterschied zwischen diesen chromatinreichen Kernen und den chromatinarmen der normalen Knorpelzellen nur noch schärfer und deutlicher hervor.

Diese chromatinreichen Kerne gehören zu Zellen, welche in den nahe dem Knorpelrand gelegenen erweiterten Höhlen um die darin enthaltenen Knorpelzellen herum oder auch, wenn mehrere Knorpelzellen vorhanden sind, was aber keineswegs nothwendig ist, zwischen diesen gelegen sind. Auch die Zahl dieser fremden

Zellen wechselt sehr, bald sieht man nur eine oder einige wenige, zwischen denen die Knorpelzellen sehr deutlich erkannt werden können, bald sind ihrer so viele, dass sie die Knorpelzellen mehr oder weniger vollständig verdecken. Die zahlreichen Zellen findet man im Allgemeinen dicht am Knorpelrand, weiter in dem Knorpel drin ist ihre Zahl geringer.

Die Art dieser fremden Zellen entspricht derjenigen der Zellen des Keimgewebes, welches vom Rande her den Knorpel aufzehrt: es sind mehr- oder gelapptkernige sowie einfach rundkernige Leukocyten mit sehr stark färbbaren Kernen, gelegentlich auch spindelförmige fibroblastische Zellen mit ovalen, bläschenförmigen, weniger stark färbbaren Kernen. Am häufigsten trifft man die beiden ersten Formen, sowohl bei rein eiterigen wie bei tuberkulösen Vorgängen.

Es liegt der Gedanke nahe, dem z. B. Ribbert in seinem Lehrbuch auch Ausdruck gegeben hat, dass diese, Knorpel- und andere Zellen enthaltenden Hohlräume nur scheinbar uneröffnete Knorpelhöhlen seien, deren Oeffnung nach dem Keimgewebe hin in Folge einer schrägen Schnittrichtung nicht mit getroffen worden sei. Gegen diese Annahme spricht einmal die Regelmässigkeit des Vorkommens dieser mit Zellen gefüllten Höhlen, ferner die manchmal recht beträchtliche Entfernung der Höhlen vom Knorpelrande sowie die Abnahme der fremden Zellen mit der Entfernung der Höhlen von dem Knorpelrande und endlich beweist die Geschlossenheit der Höhlen der Befund an aufeinander folgenden Schnitten, in denen man zahlreiche Höhlen kommen und verschwinden sieht, ohne dass die einhüllende Grundsubstanz irgendwo unterbrochen wäre. Mein gewesener Assistent Herr Dr. Heile, welchen ich mit dem eingehenden Studium dieser Frage beauftragt hatte und welcher demnächst in Virchow's Archiv darüber berichten wird, hat zahlreiche Serienschnitte hergestellt, welche keinen Zweifel darüber liessen, dass in völlig geschlossenen Knorpelhöhlen solche fremden Zellen vorkommen können. (Demonstration.)

Diese Zellen sind also deutlich verschieden von Knorpelzellen, nichts weist darauf hin, dass sie an Ort und Stelle entstanden seien, also müssen sie eingewandert sein.

Diese Annahme wird gestützt und verständlich gemacht durch den Befund von Zellen ähnlicher Art im Knorpelgrundgewebe, neben und zwischen den Knorpelhöhlen. Seltener sind auch hier spindelförmige Zellen mit länglichen Kernen, an denen man leicht Zellleib und Zellkern erkennen kann, wie es an dieser Abbildung (Demonstration) zu sehen ist, häufiger findet man Zellen mit stark färbbaren, höchst sonderbar unregelmässig gestalteten, lang gestreckten, varicösen, mit seitlichen Fortsätzen versehenen, flaschenförmigen Kernen, wie diese Abbildung (Demonstration) sie zeigt, neben denen von dem Zellleib in der Regel nichts zu sehen ist, wie das ja an allen Orten bei den auf der Wanderschaft befindlichen lymphoiden Zellen der Fall zu sein pflegt. Dass dies keine leiblosen, etwa aus der Umbildung der Grundsubstanz entstandene (aufgewachte) Kerne sind, brauche ich wohl nicht weiter zu erörtern. Man hat durchaus den Eindruck, dass diese Zellen auf sehr engen Wegen sich fortbewegen müssen, denen sie sich unter äusserster Formveränderung anpassen. Erst wenn sie eine Knorpelhöhle erreicht haben, nehmen sie ihre gewöhnliche Gestalt wieder an und da kommen dann auch die bekannten Kernformen der mononucleären und polynucleären Leukocyten wieder zum Vorschein.

Das Knorpelgrundgewebe hat an diesen Stellen sichtlich Veränderungen erfahren; ich finde sie meist streifig. Herr Heile hat beobachtet, dass die Einwanderung vorzugsweise auf bestimmten, durch besondere Farbenreactionen sich auszeichnenden, zu den Knorpelhöhlen hinführenden Bahnen vor sich geht, wie aus dieser Abbildung (Demonstration) ersichtlich ist. Die Einwanderung ist aber auf diese Bahnen keineswegs beschränkt, ebensowenig wie die Wanderer nothwendig in die Knorpelhöhlen eindringen müssen. Es ist dasselbe Verhältniss wie bei der continuirlichen Zerstörung des Knorpels, wo es vorkommt, dass das Knorpelgrundgewebe völlig aufgelöst wird bis auf die Kapsel von Knorpelzellen, welche dann mit ihrer Hülle frei in das Keimgewebe zu liegen kommen.

Man kann die beschriebenen Bilder wie an beiden Seiten des Epiphysenknorpels so auch an der Gelenk- wie an der Knochenseite der Gelenkknorpel finden, an der ersten, nachdem Granulationsgewebe von der Synovialhaut aus pannusartig (in der Regel in Organisation einer Fibrinauflagerung) herübergewachsen war. Doch habe ich gerade auch an dieser Seite gelegentlich Bilder gesehen, wie Weichselbaum sie in seiner pathologischen Histologie S. 408 schildert und abbildet, die darauf hinzuweisen scheinen, dass hier die Knorpelzellen zu sternförmigen oder spindelförmigen fortsatzreichen

Gebilden sich umwandeln, welche ganz den bekannten Bildern der Fibroblasten (Pinselzellen u. s. w.) gleichen. Das sieht aus wie metaplastische Bindegewebsbildung aus Knorpel, doch möchte ich diese Frage hier nicht weiter verfolgen, da ich noch nicht zu einem abschliessenden Urtheil gekommen bin und da ich für jetzt hauptsächlich den Nachweis bringen wollte, dass der Knorpel nicht nur durch continuirlich vordringendes Granulationsgewebe zerstört wird, sondern auch durch einwandernde Zellen, welche besonders reichlich in die dabei immer weiter werdenden Knorpelhöhlen eindringen.

Dass die Grundsubstanz-Veränderung, welche den Zellen das Einwandern ermöglicht oder doch erleichtert, durch die Einwirkung diffusibler toxischer Stoffe, welche aus den benachbarten Erkrankungsherden stammen, bewirkt wird, liegt auf der Hand, dagegen ist das Einwandern der Zellen in allgemein-pathologischer Beziehung deshalb besonders bemerkenswerth, weil die Wanderung nicht nach dem Erkrankungscentrum hin (in centripetaler Richtung) wie etwa bei dem Einwanderungsring bei centraler Keratitis, sondern von demselben ab (in centrifugaler Richtung) vor sich geht, so dass die vielfach angenommene Erklärung, die Wanderzellen würden nach dem Sitz der Mikroorganismen chemotaktisch angelockt, hier nicht zutreffen kann.

Man kann auch nicht an eine von der Gelenkhöhle ausgehende chemotaktische Wirkung denken, denn einmal können die Veränderungen auch bei freiem Gelenk eintreten, dann geht bei der pannösen Arthritis die Wanderung von der Gelenkhöhle fort und endlich ist an der Knochenseite die Einwanderung gebunden an die Anwesenheit von Erkrankungsherden unmittelbar am Knorpel. Es muss also wohl im Knorpel selbst die Ursache für die Einwanderung gelegen sein und da bleiben nur die degenerativen Veränderungen der Grundsubstanz und der Zellen als Ursachen übrig, die einerseits durch Aenderung der Gewebswiderstände, andererseits auf chemischem Wege wirksam sein können.

Discussion.

Herr Chiari: Ich sah bei Osteomyelitis der Diaphyse langer Röhrenknochen in dem benachbarten Epiphysenfugenknorpel nebst der Immigration von Leukocyten in Knorpelhöhlen auch zweifellose, zum Theile makroskopisch sehr manifeste Knorpelwucherung, die

die Veranlassung zur Entstehung enchondromartiger Formationen abgeben kann.

Bezüglich der Anfrage des Herrn Geheimrathes Virchow habe ich zu bemerken, dass sich die Diagnose der in die Knorpelhöhlen eingewanderten Leukocyten auf das morphologische und tinctorielle Verhalten ihrer Kerne gegenüber den Kernen der Knorpelzellen stützte.

V.

Herr E. Ponfick-Breslau:

Ueber Wucherungs-Vorgänge im Lungengewebe bei Emphysema verum pulmonum.

Bei keiner von allen Erkrankungen des Lungen-Parenchym's, selbst die Phthise nicht ausgenommen, gehen so umfangreiche Gebiete seines Gewebes einer allerdings sehr allmählichen Vernichtung entgegen wie beim Emphysema verum.

Trotz mehrerer verdienstvoller Arbeiten, welche uns gerade die letzten Jahrzehnte gebracht haben, fehlt uns zwar auch heute noch die befriedigende Antwort auf so manche wichtige Frage. Allein die Ansicht, dass es sich hier um einen typischen Untergang einer der straffsten und, wie man glauben sollte, resistentesten Gerüst-Substanzen handle, welche wir an drüsigen Organen irgendwo kennen, die in immer verfeinertem Sinne bekräftigte Ueberzeugung, dass die interalveolaren Gewebsbalken, trotz ihres reichen Gehaltes an elastischen Elementen, einem unaufhaltsamen Schwunde entgegengehen, diese Ansicht wird doch unbestritten als Kernpunkt der ganzen Lehre festzuhalten sein.

Gegenüber der Einschmelzung so bedeutsamer Bestandtheile wie jener Scheidewände, die als Träger eines ungemein engmaschigen und der vitalsten Function dienenden Blutgefäss-Netzes zu einer ausserordentlichen Rolle berufen sind, treten all die Veränderungen, zum Theil ebenfalls Verluste, unwillkürlich in den Hintergrund, welche die anderen Bestandtheile des Lungen-Gewebes zu gleicher Zeit erleiden. So hat denn die eigentlich nahe liegende Frage, wie sich inmitten solch allgemeinen Zusammenbruches die Verästelungen der die Lunge durchziehenden Röhren-Systeme verhalten mögen, welches Schicksal hiebei den Bronchioli und Infundibula, welches den Arteriolen und kleinen Venen beschieden sei, verhältnissmässig geringe Beachtung, keinesfalls aber eine genügende Beantwortung erfahren.

Seit geraumer Zeit schon bemüht, nicht minder über diese letzteren Bestandtheile grössere Klarheit zu erlangen, habe ich mein Augenmerk vornehmlich der Beschaffenheit nicht so sehr der Alveolen, als der genannten Canäle zugewendet. Und zwar widmete ich mein Hauptinteresse zuvörderst den Endverzweigungen des Bronchial-Baumes. Im Laufe der hierauf gerichteten Studien habe ich an diesen mannigfache Veränderungen wahrgenommen, die den an den Lungenbläschen zu beobachtenden in gewissen Sinne gerade entgegengesetzt sind.

Einestheils stösst man nämlich auf erhebliche Verschmälerungen des Canalsystems und diese können sich allmählich in solchem Masse steigern, dass das längst schon zu einem dünnen Spalt gewordene Rohr zuletzt ganz verödet. Anderentheils begegnet man — mindestens in einem gewissen, übrigens durchaus nicht kleinen Bruchtheile der Fälle — Canalabschnitten, die gerade umgekehrt durch die Weite ihres Calibers ausgezeichnet sind. Nicht selten gehören sie einem der peripheren Verbreitungsgebiete des Bronchialbaumes an, sitzen also unmittelbar unter der Pleura, die wohl flachhügelig oder in mehrfachen leichten Wellenlinien emporgehoben ist. Indess fehlen sie auch in grösserer Tiefe des Organs nicht, ja nicht einmal im Inneren unterhalb gelegener Lobuli. Was jedoch vornehmlich betont zu werden verdient, das ist die Thatsache, dass einigermassen ähnliche Wucherungen sowohl an der Innenfläche sackförmig ausgeweiteter Alveolen-Gruppen angetroffen werden, als auch — in Gestalt schlauch-, ja baumförmig verästelter Einstülpungen — in dem diese Räume umgrenzenden Fasergewebe.

Zugleich fällt hier aber eine Erscheinung auf, die wenigstens bei manchen Patienten einen recht ansehnlichen Umfang erreicht, nämlich Wucherungen in und auf derjenigen Schleimhaut, welche die luftführenden Canäle auskleidet. Und zwar erhebt sich hier die Mucosa in Gestalt bald flach-körniger, bald mehr zottig-polypöser Auswüchse. Durch deren Neben-, zuweilen sogar Ineinandergreifen gewinnt auf ein Mal die sonst so klar fortlaufende Begrenzungslinie der Schleimhaut ein höchst unregelmässiges Aussehen. Denn anstatt geradlinig, höchstens ganz leicht wellig verläuft sie jetzt ungemein wechselvoll, indem mannigfache Vorsprünge und Auswüchse sie wie gekraust erscheinen lassen.

Letztere fesseln in besonders hohem Grade unsere Aufmerksamkeit. Rufen sie doch in der anstossenden Gerüst-Substanz Bilder hervor, welche lebhaft an die Structur von Adenomen erinnern, auf den ersten flüchtigen Blick sogar zur Annahme eines beginnenden Carcinoms verleiten könnten. Denn jene Ausstülpungen schieben sich nicht nur ziemlich weit in die bindegewebigen Wandschichten vor, sondern verzweigen sich hier mitunter auch so mannigfaltig, dass vielfach verschlungene Figuren entstehen, die bis zu einem gewissen Grade an die von Krebs-Alveolen gebildeten Netze gemahnen.

Im Hinblick auf diese offenbar allerdings nur äusseren Aehnlichkeiten können zwei Umstände nicht nachdrucksvoll genug hervorgehoben werden. Einmal nämlich bewahrt der Epithel-Ueberzug innerhalb jener Buchten und Gänge nicht minder constant den gewohnten rein cylindrischen Typus. Dann aber umsäumt er fortlaufend ein nicht nur breites und offenes Lumen, sondern letzteres hat auch einen überall sich gleichbleibenden Durchmesser.

Immerhin muss es auffallen, dass inmitten so weitgehenden Schwundes, wie er sich an den Alveolen rings umher vollzogen hat, an der Innenfläche der Bronchiolen und der Infundibula so lebhafte Neubildungs-Vorgänge Platz greifen und in deren Wandung bis zu ziemlich bedeutenden Tiefen vordringen. Schauen wir uns jetzt aber noch etwas weiter um, so bemerken wir zu unserem nicht geringen Erstaunen, dass auch die Auskleidung einzelner, gerade besonders stark erweiterter Lungen-Bläschen selber ganz ähnliche Einstülpungen trägt, dass sie schlauchförmige, ja baumartig verästelte Ausbuchtungen in das faserige Zwischengewebe vorschickt.

Angesichts solcher Befunde drängt sich unwillkürlich der Gedanke auf, ob die geschilderten Erscheinungen nicht etwa mit chronisch-entzündlichen oder indurativen Processen zusammenhingen, wie sie das Emphysem zwar keineswegs regelmässig begleiten, als intercurrente Störungen indess zuweilen damit verbunden sind. Denn alsbald erinnern wir uns ja, dass bei den nach Ursprung und Beschaffenheit verschiedensten Lungen-Affectionen, sofern sie nur zu Verdichtung und Schrumpfung gewisser Alveolen-Gruppen führen, Wucherungsvorgänge an den luftführenden Canälen, deren Schleimhaut-Bestandteilen, auch wohl Drüsen nebenherlaufen.

Allerdings entsprechen die thatsächlichen Befunde solcher Vermuthung nicht. Denn abgesehen von einer leichten Verdickung des serösen Ueberzuges und eines schmalen, übrigens auch nur auf eine gewisse Strecke verfolgbaren Saumes verdichteten Lungengewebes, wie er ja auch bei uncomplicirtem Emphysem öfters beobachtet wird, lässt sich gar nichts von älteren Veränderungen entdecken. Ueberdies finden sich aber die beschriebenen Wucherungen, Ausbuchtungen u. s. w. auch unabhängig von jener peripheren Zone, inmitten der Läppchen, anscheinend regellos vertheilt. Wollte man sie hier ebenfalls als Folgen überstandener Entzündung auffassen, so liesse sich das nur unter der — offenbar recht künstlichen — Annahme plausibel machen, dass das unaufhaltsame Fortschreiten des durch das Emphysem bedingten Gewebsschwundes die Ueberbleibsel jener entzündlichen Processe, die wir voraussetzen, völlig vernichtet habe.

Was nun die Deutung des gesammten Befundes anlangt, so erhebt sich zunächst die Frage nach dessen Zusammenhange mit dem in der Lunge spielenden Vorgange schrittweiser Atrophie. Da muss es denn zunächst überraschen, dass jene so eigenartig beschaffenen Bronchien, obwohl rings von riesig erweiterten Lufträumen umgeben, nicht ebenfalls dilatirt, sondern umgekehrt verschmächtigt und in lange Spalträume umgewandelt sind. Oder soll man etwa voraussetzen, dass der starke in diesen ectatischen Höhlen herrschende Ueberdruck im Stande sei, die zwischenliegenden Luft-Canäle zusammenzudrücken und so der Schliessung nahezubringen?

Auf der anderen Seite lässt sich — wie ich wenigstens nicht leugnen will — der Vergleich schwer abweisen mit den allerdings weit ausgebreiteteren Wucherungs-Vorgängen, welche man bei Cirrhose der Leber und bei mehreren anderen Erkrankungen dieses Organes antrifft, die mit interstitieller Wucherung und Schwund der Drüsenzellen verbunden sind (z. B. Gummata u. A.)

Allerdings halte ich es nicht für unmöglich, dass sich nur zu bestimmten Formen des pathogenetisch so vielseitigen „Emphysema verum“ die in Rede stehende Neubildung hinzugeselle. Damit möchte ich aber durchaus nicht gesagt haben, dass sei es ihre Anwesenheit, sei es ihr Fehlen etwa als Kennzeichen in dem einen oder dem anderen Sinne gelten und so ein Mittel werden könnte, um darauf gestützt die einzelnen physiologisch so ungleichartigen Formen von einander zu unterscheiden.

Ueber diese Frage sowohl, wie über die nach der Entstehungsweise der geschilderten Wucherungen vermögen erst umfassendere Erfahrungen die Entscheidung vorzubereiten. Um zu einer solchen gelangen zu können, bedarf es zuvor näherer Einsicht in die früheren Entwicklungsstadien sowohl des zu Grunde liegenden Schwundes der Lungensubstanz, wie auch der ersten Anfänge jener drüsenähnlichen Wucherung, welche wir, allen Anzeichen nach, jetzt bereits auf ihrem Höhepunkte vor uns sehen.

Discussion.

Herr Baumgarten: Ich möchte nur daran erinnern, dass, wie Herrn Collegen Ponfick bekannt sein dürfte, s. Z. Friedländer in seiner bekannten Schrift „Epithelwucherung und Krebs“ ganz ähnliche Wucherungen und drüsenähnliche Sprossungen des Bronchialepithels bei verschiedenen chronischen Processen des Lungengewebes beschrieben hat; allerdings nicht beim Emphysem.

VI.

Herr Seiffert-Leipzig:

Zur Anatomie und Pathogenese der Serumexantheme.

Unter den sogenannten „Nebenwirkungen“ des Diphtherieheilserums und anderer Sera ist die augenfälligste und für den praktischen Arzt dem Publikum gegenüber aus mancherlei Gründen unangenehmste das Auftreten der Serumexantheme. Zwar scheint mit der zunehmenden technischen Vervollkommnung der Serumgewinnung die Häufigkeit der Serumexantheme einen Rückgang zu zeigen, doch kommt es noch immer zu einem zeitweilig gehäuften Auftreten dieser Ausschläge. Abgesehen von ihrer praktischen Bedeutung dürfte aber auch ihre Aehnlichkeit, um nicht zu sagen Verwandtschaft mit zahlreichen uns noch anatomisch wie ätiologisch unklaren acuten Exanthemen ihnen hinreichend wissenschaftliche Bedeutung verleihen. Dies und die ausserordentliche Seltenheit, mit der diese Serumexantheme zur anatomischen Untersuchung gelangen, rechtfertigt es wohl, wenn ich für ein verhältnissmässig geringes Material von Beobachtungen Ihr Interesse in Anspruch nehme. Selbst an einem so grossen Materiale, wie es mir an der Klinik meines Chefs, Professor Soltmann, zur Verfügung steht, hat sich seit dem Jahre 1896 nur ein Material von 6 Fällen aufbringen lassen. Ueber 4 dieser Fälle möchte ich Ihnen kurz berichten, um dadurch womöglich zu einem umfänglicheren Studium dieses Gegenstandes anzuregen.

Ueber die klinischen Eigenthümlichkeiten der Serumexantheme will ich mich nicht verbreiten; wir besitzen darüber mehrere eingehende Arbeiten von Johannesen, Hartung, Daut u. A. Nur ganz im Allgemeinen sei hier ihre Eintheilung in lokale und allgemeine, und die Scheidung der letzteren in die Gruppen der Urticaria, der scharlachähnlichen und der polymorphen, häufig masernähnlichen Exantheme erwähnt. Ueber den Verlauf der Exantheme sei kurz recapitulirt, dass sie häufig eine Art Incubationszeit von verschieden langer Dauer aufweisen und dass sie bald flüchtig und fast symptomlos, häufiger unter dem Bilde einer leichten, weniger häufig einer schweren mit hochgradiger Prostration und Empfindlichkeit des Körpers verbundenen Allgemeinerkrankung verlaufen. Von den beobachteten Complicationen seien flüchtig erwähnt Schleimhautexantheme, Fieber, das in verschiedener Form, zuweilen auch in der Form der Recurrens oder Intermittens beobachtet wird, schmerzhafte Gelenkaffectionen, Darmkatarrhe, in einigen Fällen auch Albuminurie und sogar Hämaturie. Endlich sei erwähnt, dass manche Beobachter auch Recidive der Exantheme gemeldet haben.

Was bisher über die Pathogenese dieser Ausschläge gesagt worden ist, beruht wohl ausschliesslich auf Conjecturen. Man hat sie mit den Arzneiexanthemen verglichen, ihnen einen embolischen Ursprung durch Fermentintoxication vindicirt, Alles, so viel mir bekannt, ohne positive Beweise. Wie ich einer mündlichen Mittheilung meines verehrten Chefs, Herrn Professor Soltmann, verdanke, soll der Entdecker des Heilserums, Behring, die Ursache der Exantheme in einer bei einzelnen Pferden während der Immunisirung auftretenden Nekrose an der Injectionsstelle suchen. Jedenfalls steht fest, dass nur einzelne Serumsorten Exantheme erzeugen, woraus sich in Krankenhäusern das oft beobachtete zeitweise gehäufte, fast periodische Auftreten der Ausschläge erklärt.

Die meinen Beobachtungen zu Grunde liegenden Serumexantheme waren in 3 Fällen allgemeine, sogenannte Spätexantheme, d. h. sie waren nach Ablauf einer Incubationszeit von 10 bis 15 Tagen post injectionem aufgetreten. Ihr Verlauf war durch schwere Allgemeinerscheinungen, hohes Fieber, Prostration und allgemeine Empfindlichkeit des Körpers charakterisirt. Der vierte Fall, dessen ich nur beiläufig Erwähnung thun werde, da ich heute nicht in der Lage bin, ihn durch die noch in Ausführung befindlichen Abbildungen zu illustriren, betraf nicht eigentlich das Exanthem, das hier ein locales gewesen und rasch vorübergegangen war, sondern eine eigenartige ausgedehnte subcutane Hämorrhagie an der Injectionsstelle. Nicht unterlassen möchte ich die Bemerkung, dass ich mich nicht für berechtigt hielt, etwa die Serumexantheme als Ursachen des letalen Verlaufes anzusprechen, da die Fälle spät, theils schon mit Herz- oder Lungencomplicationen dem Krankenhause zugeführte Kinder betrafen.

Makroskopisch gewährten die Exantheme ein Bild, das theils dem Erythema exsudativum, theils dem des Erythema nodosum vergleichbar war. Es waren deutlich als Infiltrate fühlbare, runde, scharf umschriebene, rothe Efflorescenzen, welche das übrige, gesunde Hautniveau überragten. Die Röthe im Centrum wurde allmählich dunkler, bläulich, später trat zuerst im Centrum Abblassung und Abflachung ein, sodass an manchen Flecken die Peripherie einen ringförmigen rothen Wall bildete, während die Farbe des Centrums aus dem bläulichen, in einen mehr braunen bis braungelben Ton überging.

Für die mikroskopische Untersuchung wurden die betreffenden Hautstücken in grösserer Entfernung von den Flecken umschnitten und unter Vermeidung von Druck auf die Flecken selbst mit der Subcutis bis auf die Muskelfascie herausgeschnitten. Fixirt wurde in concentrirter Sublimatlösung, Müller'scher Flüssigkeit oder Formalin, eingebettet nach Alcoholhärtung in Celloidin, häufiger in Paraffin. Zur Färbung wurde zunächst Hämatoxylin-Eosin benutzt.

Betrachten wir nun ein Präparat bei schwacher Vergrösserung, so sehen wir, dass im Bereich eines Knotens vom ersten Fall über dem Centrum desselben eine Abflachung, ja sogar Dellenbildung stattgefunden hat. Im Grunde dieser Stelle ist die Epidermis bis auf das Corium abgestossen, wie herausgenagt, nur lamellöse Reste der Hornschicht ragen noch über den kraterförmigen Defect hervor. An den Seiten des Defects treten intensiv blau gefärbte Reste von Epidermiszapfen auf, deren Hornschicht und Papillen dunkelroth, fast rostfarben gefleckt erscheinen. Diese wie zusammengedrückt aussehenden Epidermisreste bilden eine Art Wall um die Krateröffnung und gehen, indem allmählich ihre Färbung heller, ihre histologische Structur deutlicher wird, in normale Epidermis über. Das Corium erscheint im Ganzen verbreitert, als ob das collagene Gewebe gequollen oder serös durchtränkt wäre, ebenso die verdickten, wie ödematös aussehenden Bindegewebsbalken, welche vom Corium aus das subcutane Fettgewebe durchsetzen. Dicht unterhalb der Delle sieht man eine herdförmige Zellinfiltration des Coriums, dessen Centrum diffuse rothe Flecken zwischen den dunkelgefärbten Zellkernen aufweist. Unter dem Infiltrat liegt der Quer- und Längsschnitt eines kleinen Gefässes. In der Peripherie erkennt man neben einer diffusen Zellinfiltration des Corium und der subcutanen Bindegewebssepta ein herdförmiges Auftreten von Zellenanhäufungen um die Gefässquerschnitte herum, das an den Längsschnitten zu einer förmlichen Scheidenbildung führt Auch um die Schweissdrüsen und deren Gänge besteht eine Zellinfiltration. Die Gefässe erscheinen im Bereich des Knotens prall gefüllt, ihr intensiv rothgefärbter Inhalt macht den Eindruck homogener starrer Massen. Die Zellinfiltration und die pralle Füllung der Gefässschlingen setzt sich in der Peripherie des Knotens auch noch eine Strecke weit in die sonst unverändert aussehenden und mit normaler Epidermis überkleideten Papillen fort, bis sie sich allmählich verliert. Bei stärkerer Vergrösserung sehen wir an der Peripherie des Knotens neben der Aufquellung und zelligen Infiltration des Bindegewebes in den Papillen wieder stark gefüllte Capillarschlingen und deren Querschnitte. Auch nach abwärts lassen sich Capillaren und kleine Gefässe vom Corium aus verfolgen, bis wir in der Höhe der Schweissdrüsen auf die prall gefüllten Querschnitte zweier kleinen Arterien stossen. Ueberall ist der Gefässinhalt leuchtend roth gefärbt, von eigenthümlich starrem, homogenem Aussehen, als ob eine künstliche Injection der Gefässe vorläge, ein Bild, das sich beträchtlich von dem einer gesunden, selbst congestionirten Haut unterscheidet, in der wir nach dem Tode diese Gefässe meist leer, jedenfalls immer viel weniger gefüllt finden.

Bei noch stärkerer Vergrösserung sehen wir die Capillarschlingen der Papillen stark erweitert, starr gewunden, ihren leuchtend roth gefärbten Inhalt nur schwer in einzelne Blutscheiben differenzirbar, wie zu einer homogenen Masse zusammengesintert. In dem umgebenden Bindegewebe erkennen wir neben den dunkel gefärbten Kernen der Rundzellen einzelne hellere kernartige Gebilde, auf die wir noch zurückkommen. In der Schweissdrüsenschicht stossen wir auf die oben schon erwähnten Querschnitte kleiner Arterien. Wir sehen das Lumen prall gefüllt, die zarte Muskelwand erscheint wie überdehnt, aufgelockert, ebenso die Adventitia verbreitert und aufgelockert. Neben einer diffusen Rundzellenanhäufung in der Adventitia finden wir fleckige, unregelmässig begrenzte Blutaustritte in dieselbe, ja an einer Stelle sehen wir, wie das Blut das Endothel durchbrochen und durch die Muskelschicht hindurch in die Adventitia sich Bahnen gewühlt hat. In der Umgebung können wir einige gröbere und feinere Capillaren weiter verfolgen, die ebenfalls durch pralle Füllung mit zusammengesinterten rothen Blutkörperchen auffallen. Der Inhalt der Arterie selbst besteht ebenfalls aus stellenweise zu einer homogenen rothen Masse zusammengesinterten rothen Blutkörperchen, zwischen die in einer blassblau gefärbten homogenen Masse dunkelblau gefärbte Kerne von Leucozyten eingestreut sind. Neben diesen dunkelgefärbten Leucozytenkernen sehen wir aber auch die schon vorher einmal erwähnten blasser gefärbten, etwas grösseren kernartigen Gebilde, von denen auch einige in den Extravasaten erkennbar sind und deren Deutung ich mich vorläufig enthalten möchte.

Im dritten Falle waren die regressiven Veränderungen etwas weiter vorgeschritten. Der kraterförmige Defect flacht sich ab, der Wall verschwindet. Die todte Hornschicht geht verloren, die Verbreiterung und Aufquellung des Coriums geht zurück. Die Gefässe erscheinen noch prall gefüllt, doch scheint ihr Inhalt beweglicher zu werden.

Das Gesammtbild dieser anatomischen Befunde dürfen wir wohl dahin deuten, dass wir in dem Knoten einen von der Ernährung mehr oder weniger plötzlich abgeschnittenen Bezirk der Haut vor uns haben, der im Begriff ist, regressive Veränderungen einzugehen. Die mikroskopischen Bilder erlauben wohl den Schluss, dass wir es mit einer Gefässverlegung in dem erkrankten Hautbezirke zu thun haben. Ob diese Verlegung thrombotischer oder embolischer Natur ist, ist nach den bisher dargestellten Befunden nicht mit Sicherheit zu sagen, doch dürfte die Verlegung des Lumens einer zuführenden Arterie wohl schon von vorn herein etwas zu Gunsten eines embolischen Ursprungs sprechen. Ich verzichte darauf naheliegende Analoga aus der Literatur hier anzuführen, wie sie mit den Namen Kogerer, Finger, Unna, Weigert, von Düring u. A. verknüpft sind.

Im zweiten, wahrscheinlich zeitlich frischesten Falle lag der anatomische Befund etwas anders. Hier zeigt die schwache Vergrösserung einen frischen, keilförmig von dem Corium als Basis aus in das subcutane Zellgewebe hineingehenden Bluterguss, der an der Oberfläche der Haut keine Vorwölbung gemacht hatte, wohl aber als bläulich rother Fleck durch die Epidermis hindurchschimmerte. Man hat schon makroskopisch deutlich den Eindruck eines Infarctes. Auch das Mikroskop zeigt, dass es sich um eine keilförmige Haemorrhagie handelt. An der Basis des Keils sieht man bei stärkerer Vergrösserung die Quer- und Längsschnitte prall gefüllter Gefässe, die sich auch nach oben ins Corium fortsetzen; ja auch die über dem Infarct belegenen Papillen enthalten prall gefüllte, erweiterte Capillarschlingen. Also auch hier Haemorrhagie und wahrscheinlich Embolie.

Um über die Natur der Gefässverstopfungen weitere Aufschlüsse zu erhalten und um zugleich auf naheliegende etwaige Bacterienbefunde zu fahnden, mussten andere Färbungen herangezogen werden. Die Färbung mit Löffler'schem Methylenblau ergab nichts Neues. Dagegen führte die Anwendung des Gramschen Verfahrens und seine Modifikation nach Weigert unter Alauncarminvorfärbung zu eigenthümlichen, schwer zu deutenden Ergebnissen.

An den Präparaten vom ersten Falle zeigte sich, dass in den verstopften Capillaren der Papillen, aber auch in den Arterien des Coriums und hie und da auch ausserhalb der Gefässe in den Spalten des collagenen und Bindegewebes zellenartige Körper von etwa der Grösse eines rothen Blutkörperchens und häufig etwas darüber die Färbung mit dem Anilinwassergentianaviolet beibehalten hatten, während die rothen Blutkörperchen und das übrige Gewebe bei der Differenzirung entfärbt worden waren. Die Lage der violet gefärbten Körperchen war zum Theil intravasculär, zum geringeren Theil extravasculär in den Spalten des Gewebes, ja an den Papillen schien es, als ob einzelne der Körperchen auch in der Keimschicht der stratum Malpighi gelegen seien. Während die extravasculären Körperchen vereinzelt lagen, erfüllten die intravasculären häufig vollständig das Lumen von Capillaren und kleineren Arterien.

Bei stärkerer Vergrösserung erscheinen diese Körperchen ausserordentlich vielgestaltig, sie ähneln in Grösse und Form den rothen Blutkörperchen, indem sie bald polygonal, bald rund oder elliptisch, bald langgestreckt oder über die Fläche gebogen erscheinen. Bei der Färbung nach Weigert nehmen sie einen violetten, ins Rothe spielenden Ton an, während sie beim Gram'schen Verfahren mehr blau erscheinen. Sie enthalten in dem helleren Körper dunkelblau, fast schwarzgefärbte Einschlüsse von wechselnder Grösse und Gestalt. Bald sind es kugelige Körner, bald Stäbchenformen, die zu einem, häufig zweien und mehreren, bald central, bald am Rande oder polständig, auch in Häufchen oder Reihen beisammenliegen.

In dem schwach vergrösserten Bilde vom zweiten Fall, das nach Gram gefärbt ist, sehen Sie diese Körper in Form einer Schmitze an der Basis des Infarctes gelagert, aber auch die in das Corium hineinziehenden Gefässe mehr oder weniger erfüllend. Bei stärkerer Vergrösserung sehen Sie die Körper das Lumen einer Capillare erfüllend neben einigen braungelb gefärbten rothen Blutkörperchen liegen, daneben aber auch in den mannigfaltigsten Formen die Spalten des Bindegewebes einer Papille durchsetzen.

Auch im dritten Falle fanden sich diese Körperchen vor.

Ungemein reichlich fanden sie sich auch in dem Bluterguss des vierten Falles. Hier lagen sie hauptsächlich in der Peripherie der linsenförmig gestalteten Haemorrhagie, aber auch in den Capillaren uud kleineren Gefässen der Nachbarschaft.

Wie sind nun diese Befunde zu deuten?

Dass es sich um Leukocyten handle, ist wohl von vornherein auszuschliessen, unterliegen diese doch bei richtiger Ausführung der Färbung immer der Entfärbung durch den Alcohol oder das Anilinxylol.

Das Nächstliegende jedenfalls ist, die Körperchen als Artefacte oder als Absterbeerscheinungen an rothen Blutkörperchen anzusehen. Für eine solche Annahme wären Anhaltspunkte gegeben in den Arbeiten von Wlassow und Scherer, welche extra- und intravasculär geronnenes Blut mit der Gram-Weigert'schen Methode behandelten und absterbende rothe Blutkörperchen bezw. sich daraus abspaltende Plättchen oder das Zooid mit Anilinwasser gentianaviolet färbten. Auch in den Julius Arnold'schen Arbeiten über die rothen Blutkörperchen ist von einer solchen Färbung nach gewisser Vorbehandlung die Rede. Endlich hat Bremer mit der Gram'schen Methode intracellulär gebildetes Fibrin in rothen Blutkörperchen und in Blutplättchen nachgewiesen und man kann seinen Abbildungen eine entfernte Aehnlichkeit mit den demonstrirten Bildern nicht absprechen. Die ausführliche Auseinandersetzung mit den Angaben der Literatur muss einer eingehenderen Darstellung vorbehalten bleiben. Hier sei nur darauf hingewiesen, dass einer Identificirung der beschriebenen Körperchen mit den in der Literatur niedergelegten Befunden ihr umschriebenes Vorkommen nur in den Exanthemknoten, nicht aber in der dazwischen liegenden gesunden Haut, und ihr Vorhandensein nur in bestimmten Partieen der Blutherde widerspricht. Man sollte, wenn es sich um Artefacte oder Absterbeerscheinungen handelte, doch erwarten, dass dann auch die überwiegend zahlreichen entfärbten rothen Blutkörperchen in den Blutherden des zweiten und vierten Falles die Färbung beibehalten hätten. Endlich habe ich mit dem gleichen Verfahren vielfach nach ähnlichen Färbungen in Haut und Blut unter den verschiedensten Umständen gesucht, immer ohne Erfolg. Ich führe nur an: fötale Haut, Haut mit Verbrennung, Pocken, pustulöses Ekzem, Lupus, Intertrigo, Molluscum contagiosum, Lungeninfarcte, Gehirnblutung, viele Thromben, menschliche und Pferdemilz. Um auch an kernhaltigen rothen Blutkörperchen die Methoden zu probiren, habe ich Frosch- und Taubenblut, auch Gänsemilz gefärbt, ohne auf ähnliche Bilder zu stossen. Einen weiteren Gegengrund gegen die Deutung als rothe Blutkörperchen ergeben später zu erwähnende Blutuntersuchungen am lebenden Menschen.

Auch als Plasma- oder Mastzellen, die ja in der Haut häufig vorkommen, vermag ich die beschriebenen Körperchen nicht zu deuten. Die auf die Präparate angewendeten Färbemethoden für diese Zellen von Unna und Ehrlich-Westphal liessen mich im Stich. Ueber das Vorkommen von Mastzellen im menschlichen Blute sagt Westphal in seiner berühmt gewordenen Dissertation, dass sie nur bei gewissen Krankheiten, z. B. Leukaemie, angetroffen werden. Auch aus der neueren Literatur ist mir über massenhaftes Auftreten von Mastzellen im Blute nichts bekannt geworden.

Auch hat Westphal die Mastzellen bei acuten Erkrankungen der Haut nicht vermehrt gefunden, ja bei Erythema nodosum vermisst. Jedenfalls dürfte ein so massenhaftes Auftreten von Plasma oder Mastzellen in Hautgefässen, dass es zum Auftreten von Embolieen und sich daran schliessenden umschriebenen Haemorrhagieen führte, wohl ohne Analogon sein.

So drängt denn Alles auf eine andere Deutung meiner Körperchen hin, die ich im Hinblick auf die geringe Beweiskraft so wenig zahlreicher Beobachtungen mit dem Vorbehalt des Irrthums auszusprechen wagen muss.

Könnten diese Körperchen nicht dem menschlichen Organismus fremde Dinge sein? Dann müssten sie mit dem Heilserum eingeführt sein, da man sie in anderen Diphtherie- und anderen Krankheitsfällen überhaupt nicht findet. Aber bei den geringen Mengen, die vom Heilserum eingespritzt werden und bei dem Umstand, dass das Heilserum doch nur ausnahmsweise ein Mal bei der subcutanen Injektion direct in die Blutbahn gelangen dürfte, so könnte man wohl kaum annehmen, dass etwa ein gelöstes Gift in die Blutbahn diffundirte und die Blutkörperchen zu einer arteficiellen Färbung bereit machte, ganz abgesehen davon, dass der Befund dann doch wieder an der ganzen Masse der rothen Blutkörperchen auftreten müsste. Unter diesen Umständen ist man gezwungen, den Fremdkörpern eine Vermehrungsfähigkeit, ein Wachsthum und eine Beweglichkeit zu vindiciren. Für das Vorhandensein einer activen Beweglichkeit würde dann ferner auch ihr Vorkommen ausserhalb der embolisirten Gefässe der Exanthemknoten sprechen.

Mit einem Worte: man müsste die Körperchen als Parasiten, vermuthlich thierischer Natur deuten.

Aus dieser Deutung entsprang die Verpflichtung, nach Beweisen zu suchen. Ich hatte im Jahr 1897 als stellvertretender Stationsarzt der Infectionsabtheilung unseres Krankenhauses Gelegenheit zu Blutuntersuchungen am Lebenden, und auch Veranlassung dazu, da eine gerade damals herrschende Masern- und Scharlachepidemie die Schwierigkeit der Differentialdiagnose zwischen jenen Krankheiten und Serumexanthemen besonders schwer empfinden liess. Ich habe damals eine grössere Zahl von Blutuntersuchungen am Lebenden vorgenommen und zum Theil mit positivem Erfolg. Als Belege will ich hier nur zwei Präparate demonstriren, die aus dem Serumexanthemflecken direct entnommenem Blute angefertigt sind. Sie sehen in den danach angefertigten Abbildungen Einschlüsse in den rothen Blutkörperchen, die zwei verschiedenen maculösen Serumexanthemfällen entstammen und durch die gleiche Färbung sichtbar gemacht sind. Neben den Einschlüssen ist auch ein freies Körperchen (Parasit?) sichtbar. Gerade auch die Eigenart der polaren oder Randfärbung dieser Körper spricht zu Gunsten einer Deutung als Sporozoen. Diese Einschlüsse als Artefacte oder Verunreinigungen zu deuten, dürfte bei nach den Regeln der Kunst entnommenen, theils in Sublimat, theils in Aether-Alcohol fixirten Blutpräparaten wohl kaum angängig sein. Ich habe seit 1897 das Blut von Kindern und mein eigenes sehr oft mit den gleichen Methoden untersucht, immer ohne Erfolg.

Ferner habe ich Heilserum stark centrifugirt und den Bodensatz untersucht, aber ohne Erfolg. Dabei liegt eine Schwierigkeit darin, dass wir im Krankenhause nur selten einmal, wenn ein Exanthem ausgebrochen und das Blut mit positivem Erfolg untersucht war, noch eine Dosis des Exanthem erzeugenden selben Serums vorräthig hatten. Hier hätte es einer directen Verbindung mit der Fabrik bedurft, die mir versagt blieb.

Züchtungsversuche, deren ich einige wenige unternommen habe, waren ohne Erfolg.

Es ist verlockend, in der Literatur der Sporozoenkunde nach Vergleichsobjecten zu suchen. Ich will Sie damit nicht aufhalten; wer Wasiliewski's Buch oder die Arbeiten von Labbé, Danilewsky und Anderen aufschlägt, kann viele finden.

Aber giebt uns vielleicht die Veterinärmedicin sonst noch Stützpunkte oder Fingerzeige für unsere Hypothese? Für das Texasfieber der Rinder ist im Apiosoma bigeminum ein sporozoischer Parasit gefunden. Kürzlich hat, wenn ich nicht irre, auch Kolle in Afrika bei Pferden einen Blutparasiten aufgefunden. Nach den Aussagen der Veterinärpathologen soll bei den Pferden auch mancherorts Malaria vorkommen.

Wir haben aber auch hier zu Lande eine Erkrankung der Pferde, die man im Sinne der entwickelten Hypothese in Verdacht haben muss, wenn auch leider die Veterinärliteratur nur wenig genaue Bearbeitungen derselben aufweist. Es ist dies das Petechialfieber der Pferde, in England als Scharlach oder morbus maculosus bezeichnet und mit dem menschlichen morbus maculosus in Verbindung gebracht. Auch bei uns haben ältere Pathologen den Namen Blutfleckenkrankheit gebraucht, in neuerer Zeit hat ihn Dieckerhoff wieder einzuführen gesucht. Gestatten Sie mir noch eine ganz kurze Schilderung des Verlaufs dieser Krankheit. Friedberger und Fröhner sagen: „Das Petechialfieber ist eine acut verlaufende Infectionskrankheit, über deren Ursachen nichts Sicheres bekannt ist. Sie ist charakterisirt durch zahlreiche Haemorrhagien, namentlich in der Haut und Subcutis, auf Schleimhäuten, in der Submucosa, sowie in inneren Organen.“ (Auch bei einigen Serumexanthemen, m. H., ist Haematurie beobachtet worden!) Man kennt auch ein enzootisches Auftreten des Petechialfiebers. Es giebt ganz leicht verlaufende Fälle, die in wenigen Tagen abheilen, aber auch schwere, die wochenlang dauern. In etwa der Hälfte der Fälle nimmt die Krankheit tödtlichen Verlauf.

Ich will Sie nicht weiter mit dieser Blutfleckenkrankheit aufhalten, vergleichen Sie nur noch ihre Schilderung mit der Schilderung der Serumexantheme am Anfange meines Vortrags. Anatomisches Material oder Blut zu Untersuchungen über Petechialfieber zu erhalten, war mir trotz mehrfacher Versuche nicht möglich.

M. H., Hypothesen haben ihre Schicksale. Welches auch der Ihnen vorgetragenen beschieden sein möge, die sie veranlassenden Befunde, deren Deutung auch meinem früh verstorbenen Lehrer Birch-Hirschfeld und meinem jetzigen Lehrer und Chef, Professor Soltmann, nicht anders möglich erschien, zwangen mich sie Ihnen vorzulegen und zur Discussion zu stellen. Ihre Nachprüfung an einem grösseren Materiale, als dem Einzelnen zu Gebote steht, anzuregen, war der Zweck dieser Mittheilung.

Discussion.

Herr Simmonds-Hamburg: Ich hege Zweifel daran, ob die von Herrn Seiffert beschriebenen, bei letal verlaufenen Fällen auftretenden Exantheme wirklich als Serumexantheme aufzufassen seien. Zu einer Zeit, als von Heilserum noch nicht die Rede war, fand ich auf der Diphtherieabtheilung oft bei Kindern mit schwerer septischer Diphtherie ähnliche blaue Flecke der Haut. Diese blauen Flecke kamen ausschliesslich in den letal verlaufenden Fällen vor, so dass bei ihrem Auftreten die Prognose allemal schlecht zu stellen war.

Herr Lubarsch: Ich glaube, dass Vieles von dem was Herr Seiffert als parasitäre Gebilde beschrieben hat, nicht ganz unbekannt ist. Soweit nach den Abbildungen geurtheilt werden kann, handelt es sich um mehr oder weniger veränderte rothe Blutkörperchen, bezw. ihre Producte, die nicht so ganz selten sich ungemein resistent gegenüber der Weigert'schen Färbung erweisen. Besonders bei Eklampsie, aber auch bei vielen anderen Affectionen sieht man, wie ohne irgend einen erkennbaren Grund, ein Theil der rothen Blutkörperchen die Weigert'sche Färbung festhält, ein anderer aber nicht; dabei entstehen alle die bizarren Formen in ungleichmässigen Färbungen, wie sie Seiffert gezeigt. — Ein Theil der Gebilde mögen auch Haemoglobintropfen oder Gerinnungsproducte sein, die auch sehr oft die Weigert'sche Färbung annehmen. — In dieser Deutung der Seiffert'schen Befunde werde ich, unterstützt durch einen selbst beobachteten Fall, in dem in Anschluss an Seruminjectionen Hautexantheme und ausgedehnte Niereninfarcte und Blutungen eingetreten waren, in deren zugehörigen Gefässen nach Weigert färbbare Kugeln und Schollen lagen (hyaline Thromben).

Herr Orth: Da die angenommenen Parasiten durch die Einspritzungen in den kindlichen Körper kommen sollen, so müssen sie im Serum vorhanden sein; ich frage deshalb den Herrn Vortragenden, ob er Serum daraufhin untersucht hat und zutreffenden Falls mit welchem Erfolg.

Herr Seiffert: Herrn Simmonds erwidere ich, dass auch mir Exantheme bei nichtinjicirten Diphtherie-Kindern bekannt sind. Jedoch sind die erwähnten Symptome, das ganze Krankheitsbild doch wohl charakteristisch genug, um Serumexantheme von anderen zu unterscheiden, natürlich bei klinischer Erfahrung. Eine schärfere Diagnostik wäre freilich wünschenswerth, aber eben nur durch ein genaueres Studium der Exantheme, und zwar in ätiologischer Beziehung zu schaffen.

Herrn Lubarsch gegenüber möchte ich bemerken, dass es mir selbst schwer angekommen ist, die erwähnten Dinge nicht für Absterbeerscheinungen an rothen Blutkörperchen zu halten. Auch ist mir bekannt, wie vielerlei man mit Weigert's Fibrinmethode färben kann. Aber das Vorkommen allein in den Knoten, nicht in den Gefässen der gesunden Hautpartieen, das Fehlen in allen möglichen untersuchten Hautaffectionen und Blutergüssen scheinen mir doch so nachdrücklich für die Besonderheit der beschriebenen Körperchen zu sprechen, dass ich die gegebene Deutung vorläufig aufrecht erhalten muss. Die ganze Frage kann eben nur durch umfangreichere Untersuchungen geklärt werden.

Sitzung vom 18. September 1900, Vormittags 9 Uhr.

VII.

Herr Pio Foà-Turin:

Anatomischer und experimenteller Beitrag zur Pathologie der Nebennieren.

In letzter Zeit hatte ich Gelegenheit, zwei Fälle von diffuser Hämochromatose mit sehr bedeutenden Läsionen der inneren Organe zu untersuchen.

Der erste Fall betraf einen 50jährigen Mann, der eine ausgedehnte braune Hautpigmentirung, ohne deutliche Pigmentirung der Mundschleimhaut, aufwies und der infolge von durch Endoarteritis obliterans hervorgerufener weisser Hirnerweichung hemiplegisch starb. Er wies ausserdem eine sternförmige Narbe am oberen Lappen der linken Lunge und eine Gummigeschwulst an der Spitze der rechten Lunge auf. Das Herz war stark braun gefärbt, aber von fast normaler Grösse. Es bestand ferner eine sternförmige Narbe an der rechten Niere und eine allgemeine Volumsverminderung beider Nieren, eine chronische Perisplenitis und Perihepatitis mit Anschwellung der Milz und Volumsverminderung der Leber, die granulös und schwer cirrhotisch war. Bauchwassersucht und allgemeine Pigmentirung aller Baucheingeweide, des Darms, des Peritoneum und der Lymphdrüsen. Leichte Atrophie des Pankreas, hochgradige Atrophie der Nebennieren, die nicht grösser waren als ein Maiskorn. In der cirrhotischen Leber, im Pankreas, in der Milz, im Rippenmark, in den Lymphknoten fand sich eine sehr starke Anhäufung von Zellen, die mit bald grob-, bald feinkörnigen, braungelben Bruchstücken von rothen Blutkörperchen oder eisenhaltigen Pigmenthäufchen überfüllt waren. Diese fanden sich nicht nur im Interstitialbindegewebe, sondern auch in den Parenchymzellen aller obengenannten Organe. Die Muskelzellen des Herzens waren alle voll von Pigmentkörnchen. In den äusserst atrophischen Nebennieren fand sich ein grosser Haufe von kleinen braungelben Pigmentkörnchen im Protoplasma der die zona glomerularis bildenden Elemente, deren Kern sich schwer erkennen liess, — sowie den zarten Blutgefässen entlang. Patient war offenbar syphilitisch, an Diabetes hatte er nie gelitten; der nun atrophischen Cirrhose war ein Hypertrophiestadium vorausgegangen. In den Nieren bestand eine leichte Parenchymentzündung.

Der andere Fall betraf einen 42jährigen Mann mit ausgedehnten Pigmentflecken auf der Haut des Rumpfes und der Glieder. Derselbe hatte an Polyurie und wahrscheinlich auch an Glycosurie gelitten, da er aber sterbend in's Hospital gebracht wurde, konnten nur post mortem einige in der Blase zurückgebliebene Harntropfen untersucht werden. Dieser Harn war nicht zuckerhaltig, wie es denn auch bei Diabetikern geschehen kann, dass in den letzten Tagen vor dem Tode kein Zucker mehr im Harn angetroffen wird. In der Supraclaviculargegend fand sich ein Packet von vergrösserten Lymphdrüsen; das Herz war atrophisch und braungefärbt. Es bestand Perisplenitis chronica adhaesiva mit vergrösserter consistenter Milz, und die Milzpulpa wies zahlreiche dunkle, anscheinend hämorrhagische Flecken auf; die Nieren waren leicht granulös und die Nierenarterien etwas starr. Pankreas weich, stark braunroth gefärbt; ebenso die Speicheldrüsen. Die Lymphdrüsen der Supraclaviculargegend, des Mediastinum und der Lendengegend waren vergrössert, weich und rostfarben, von neoplastischem Aussehen; die kleine Schilddrüse wies nur einen kleinen verkalkten Knoten auf; Darmschlingen und Peritoneum stark pigmentirt.

Die sehr voluminöse, stark granulöse, rostfarbene und sehr harte Leber wog 2900 g. Auf der Schnittfläche wies sie in ihrer Dicke und gegen die Mitte einen 8 cm breiten, harten, hellgrauen, unregelmässig contourirten Hof auf. Unter dem Mikroskop liess sich eine hochgradige Interstitialhepatitis erkennen, und das sklerosirte interlobuläre Bindegewebe war voll von Zellen, die unregelmässige Bruchtstücke von rothen Blutkörperchen und braungelbe eisenhaltige Pigmentkörnchen enthielten. Eine starke Pigmentirung zeigten auch die Gefässwände, und Pigmenthaufen fanden sich auch im Lumen der Gefässe.

Am hellgrauen Hof war das Lebergewebe durch Krebszellen substituirt, die zum Theil so angeordnet waren, als bestände das Gewebe aus einem Geflecht von Strängen oder verzweigten Röhren. In manchen Läppchen erschien der direkte Uebergang der Leberzellen in Krebszellen ganz deutlich. Das Pigment fand sich vorzugsweise im Interstitialbindegewebe und in den nicht in krebsiges Gewebe umgewandelten Läppchen; aber auch die Krebszellen waren etwas pigmentirt. In den Darmschlingen und ganz in der Tunica muscularis externa fanden sich nicht-eisenhaltige Pigmentkörnchen (Haemofuchsin — Recklinghausen). Die Haut erschien wie bei der Addisson'schen Krankheit. Die auf die Hälfte ihres Volumens reducirten Nebennieren wiesen eine äusserst pigmentirte zona glomerularis auf, während die zona fasciculata und die innere Zone fast gänzlich nekrotisch waren, da sich der Kern der Zellen, deren Protaplasma homogen und vacuolisirt war, nicht mehr färben liess.

Bekannt sind die Beschreibungen, die verschiedene französische Autoren vornehmlich von den hypertrophisch pigmentirten Cirrhosen oder dem bronzefarbenen Diabetes gegeben haben. Nur einer von ihnen, Masson, von Mary citirt in seinem Leçons de cliniques medicales, hat die schwere Läsion der Nebennieren hervorgehoben, mit welcher in diesen Fällen die Hautpigmentirung wahrscheinlich in Beziehung steht. Die schwere Läsion der Nebennieren scheint ebenfalls secundär nach jenem Intoxicationsprocess zu entstehen, der auf die rothen Blutkörperchen wirkte, und der in unserem zweiten Falle auch die Nekrose der Pankreas- und Nierenelemente hervorgerufen hat. Die Pigmentirung der zona glomerularis der Nebennieren war sehr wahrscheinlich durch metastatische Ablagerung entstanden.

Diese Fälle thun auch dar, dass alle Läsionen der hypertrophischen Pigment-Cirrhose bestehen können, ohne dass Diabetes vorliegt; dass die Hämochromatose bei einem Individuum entstehen kann, das deutliche Zeichen von constitutioneller Syphilis aufweist, ebenso bei einem Individuum, das carcinomatöse Lebercirrhose aufweist; und in keinem dieser beiden Fälle hatte eine schwere Hämorrhagie bestanden, aus welcher sich das alle Organe infiltrirende Blutpigment hätte herleiten lassen. Obgleich die Nebennieren nur in secundärer Weise bei diesen Processen mitwirken, könnte jene Hauptpigmentirung, die dem klinischen Krankheitsbilde einen an die Addison'sche Krankheit erinnernden Charakter verleiht, doch an sie gebunden sein.

In Anbetracht der vielen Ursachen, die eine Blutzerstörung mit nachfolgender Hämochromatose hervorrufen können, habe ich einige früher von mir aufgezeichnete Notizen durchgesehen über Experimente, die ich mit Nebennierenextracten gemacht hatte. Ich hatte nämlich solche Extracte einigen Hunden in die Venen injicirt; dieselben starben innerhalb 48 Stunden nach der Injection und wiesen einen grossen Haufen von blutkörperchenhaltigen Zellen in vielen Organen auf, namentlich in der Milz, in den Lymphdrüsen und im Knochenmark.

Dies veranlasste mich, die Untersuchungen fortzusetzen. Zu diesem Zwecke führte ich grosse Nebennierenbruchstücke vom Kalbe in die Bauchhöhle vom Meerschweinchen ein und fand, dass in Folge der progressiven Resorption der Nebennierensubstanz die Milz und die Bauchlymphdrüsen schon nach 4—5 Tagen eine enorme Menge von neuen blutkörperchen- und pigmenthaltigen Zellen enthielten.

Bei den Meerschweinchen, die nach Injection von consistenten Nebennierenextracten in die Peritonealhöhle rasch zu Grunde gingen, fand sich eine enorme Menge von blutkörperchenhaltigen Zellen nicht nur in den Venenräumen der Milz, sondern auch in den Lymphräumen der Lymphdrüsen. In den Phagocytenzellen waren viele rothe Blutkörperchen enthalten, die ihr Hämoglobin freigegeben hatten, sodass das Protoplasma der Phagocytenzellen ein glänzend gelbes Aussehen hatte, während von den rothen Blutkörperchen nur noch das Stroma bestand.

Bei vielen anderen in der Folge ausgeführten Experimenten, bei denen ich die Nebennierenextracte auf verschiedenen Wegen einführte, gewahrte ich in der Milzpulpa stets eine zuweilen sehr reichliche Anhäufung von blutkörperchenhaltigen Zellen.

In Anbetracht dessen, dass die farblosen Zellen die rothen Blutkörperchen, wenn diese ihre Vitalität nicht verloren haben, nicht resorbiren und umbilden, lässt sich also schliessen, dass die Nebennierenextracte eine verderbliche oder necrosirende Wirkung auf sie ausüben. Uebrigens hat man ähnliche Befunde auch bei

Einführung von Extracten anderer Organe, wie z. B. von Hirnextract, in die Peritonealhöhle, doch ist die Wirkung derselben eine viel weniger starke.

Ferner nahm ich Untersuchungen vor, um festzustellen, ob die im Parenchym der Nebennieren vorhandenen toxischen Substanzen, bei Einführung von progressiv steigenden Dosen, den Thieren eine immer grössere Widerstandsfähigkeit gegen dieselben zu verleihen vermöchten und ob sich eventuell ein Serum erhalten liesse, das die Wirkungen der Intoxication auf andere Thiere verhinderte. Meine zu diesem Zwecke ausgeführten Untersuchungen waren sehr zahlreiche, wobei ich zur Einführung verschiedene Wege wählte und auch die Menge der eingeführten Substanzen variirte.

Ich konnte jedoch nie constatiren, dass das Thier in Folge der progressiven Einführungen der Substanzen resistenter geworden wäre und in keinem Falle erhielt ich ein Serum, das die gewöhnliche, durch endovenöse Injectionen des Extracts hervorgerufene Symptomatologie auch nur zu modificiren vermochte. Ferner konnte ich feststellen, dass das Verhalten des Extracts sich nicht mit dem der Bakteriengifte oder anderer ähnlicher Producte vergleichen lässt, indem ich bei Untersuchung des Centralnervensystems stets einen negativen Befund erhielt; es gelang mir nämlich nie, mittels der Nissl'schen Methode irgend eine Veränderung in den Elementen desselben aufzufinden.

Weitere Untersuchungen unternahm ich, um festzustellen, welche Wirkung der Extract ausübt, wenn er in bestimmter Menge in den Venenkreislauf eingeführt wird. Mein Extract war constant aus 2 g Nebenniere von frisch getödteten Kälbern mit Zusatz von 5 ccm einer kalten physiologischen Na Cl-Lösung bereitet worden. Die Nebenniere wurde zerrieben, darauf mit der angegebenen Menge Lösung versetzt und die Mischung gleich angewendet. Der zurückgebliebene Rest wurde jedoch unter Zusatz von etwas Phenol in einem sterilisirten Gläschen aufbewahrt und konnte noch für einige Tage dienen. Jeder Extract war aus Nebennieren von 4—5 Kälbern bereitet worden, sodass ich eine fast constante Qualität Extract hatte. Bei Injection von 0,5—1 ccm Extract in die Ohrvene eines Kaninchens starb dieses sofort oder nach ganz kurzer Zeit. Im ersteren Falle beobachtete man eine ausgedehnte acute Thrombose der Lungenarterien; im letzteren Falle ein acutes Lungenödem, bei welchem mehrere kleine Arterienzweige durch einen fibrinösen Thrombus verstopft waren. Wenn ich jedoch statt dieser Dosis nur 0,1 ccm Extract injicirte, fand Bildung eines nekrobiotischen Infarcts in den Nieren statt, und zwar vorzugsweise in der linken Niere, sowie bisweilen eine Lungenhämorrhagie, und seltener Bildung von nekrobiotischen Infarcten im Darm, mit nachfolgender ausgedehnter Ulceration.

Mit einer und derselben Qualität Extract konnte ich nach Belieben Niereninfarcte in verschiedenen Zeiträumen erhalten, und durch wiederholte Injectionen bei dem gleichen Thiere gelang es mir, in derselben Niere eine Schichtung von Infarcten zu erhalten, von dem zuletzt entstandenen, bei welchem die Mortification keine vollständige war, bis zu dem ältesten, bei welchem schon die ersten Spuren von Verkalkung des nekrotisirten Theiles bestanden.

Beim Darme constatirte man, je nach den Fällen, entweder das partielle Abgestorbensein der noch an der Schleimhaut haftenden Zotten, oder den partiellen Verlust der ganzen Schleimhaut, und dann war der Fundus des Geschwürs durch nekrotisches Bindegewebe repräsentirt. Bei der Lunge herrschte die hämorrhagische inter- oder intraalveoläre Infiltration vor.

Der Verdacht, dass diese Resultate durch Embolie bedingt sein könnten, ist ausgeschlossen; denn wenn ich die Mischung auf 60 ° C. erhitzte und dann den consistentesten Theil derselben injicirte, entstanden keine Infarcte mehr. Nach Injection von einer gleich dicken, aus Leber oder Niere, oder Nebenniere von Kaninchen hergestellten Mischung bildeten sich keine Infarcte; die Untersuchung der genannten Infarcte that dar, dass sie wirklich durch eine acute Thrombose von kleinen Arterien hervorgerufen worden waren.

Bisweilen erfolgte bei Anwendung einer sehr verdünnten Mischung, bei welcher der gewöhnliche Extract auf $^1/_{50}$ ccm reducirt worden war, der Tod des Thieres, nachdem eine vollständige Paraplegie bei demselben entstanden war, und dann liess sich, wegen der kurzen Zeit, die das Thier noch am Leben blieb, keine anatomische Veränderung bei demselben nachweisen. Vielleicht war die Mischung zu stark verdünnt, als dass die coagulirende Substanz hätte wirken können; sie enthielt aber von dem bekannten, hypertonisirend auf die Gefässe wirkenden Gifte eine genügende

Menge, um dauernde Contractionen an kleinen Arterien des Centralnervensystems hervorzurufen.

In den Fällen, in denen ich ansteigende Dosen von $^{1}/_{30}$, $^{1}/_{20}$, $^{1}/_{10}$, $^{3}/_{10}$ ccm injicirte, beobachtete ich, dass das Thier auf jede neue Injection mit den gewöhnlichen Symptomen reagirte und sein Serum, auch wenn gleichzeitig mit dem Extract injicirt, denselben nicht vorzubeugen vermochte.

Bei den Thieren, denen viele Injectionen von Extracten gemacht worden waren, liess sich ausser der besagten Bildung von nekrobiotischen Infarcten auch ein ausgedehnter Zerfall von farblosen Zellen beobachten, denn in der Milz und im Knochenmark wurden grosse Haufen von Kerntrümmern oder Chromatinklümpchen angetroffen.

Bei subcutaner Injection rief der Nebennierenextract oft Bindegewebsnekrose an der Injectionsstelle hervor; auch beobachtete man häufig Entstehung eines intensiven acuten Darmkatarrhs. Bei Interscapulär-Injection traf man oft eine Pneumonitis desquamativa an und zuweilen ausgedehnte Lungenhämorrhagien, die abwechselten mit Höfen, bei denen die Alveolen mit einem Fibrinnetzwerk und wenigen desquamirten Epithelien angefüllt waren. Die Fibrinexsudation zwischen den verschiedenen Alveolen erhielt sich durch Fortsätze in Communication, die Septa, wie in den von Kohn, Hauser, Fränkel und Ribbert beschriebenen Fällen durchsetzten. Das Knochenmark wurde oft stark gallertartig, die Milz enthielt wenig Pigment, die Lymphdrüsen wiesen oft den sogenannten Lymphsynuskatarrh auf. Bei subcutaner Injection fand ich in manchen Fällen — aber häufiger noch bei Injection ins Peritoneum — freie Körper in der Peritonealhöhle, die aus einem centralen Haufen von Chromatintrümmern, polymorphen Leukocytenkernen und Fibrin, sowie aus einer mehr peripherischen, fast ausschliesslich von Fibrin gebildeten Schicht, endlich aus einer Schichtung von grossen, jungen, protoplasmareichen Elementen bestanden; von diesen letzteren waren einige kugelrund mit grossem, rundem Kern, oder nierenförmig, während andere schon spindelförmig geworden und durch eine fibrilläre Substanz getrennt waren. Es war dies eine junge bindegewebige Bekleidung, die sich um die geronnene Substanz herum bildete; und da diese beweglich in der Bauchhöhle war, so bildete auch das Bindegewebe aus besagten grossen jungen Elementen zusammengesetzte Bänder oder Fransen.

Die freien Körper waren wahrscheinlich durch die coagulirende Wirkung entstanden, die der resorbirte oder direkt in die Bauchhöhle eingeführte Extract auf das in der intraperitonealen Flüssigkeit aufgelöste Fibrinogen ausübte.

Bei weiteren Experimenten injicirte ich den Extract direct in einige Organe und vornehmlich in die Leber von Hunden. Es gelang mir so, in wenigen Tagen eine ziemlich ausgedehnte Interstitialhepatitis mit reichlicher Pigmentbildung zu erhalten. Das junge interlobuläre Bindegewebe wies zahlreiche Elemente auf, von denen viele mit braungelben Körnchen überfüllt waren, welche die Eisenreaction gaben und offenbar durch die Umbildung des Hämoglobins der ausgetretenen rothen Blutkörperchen in Hämosiderin entstanden waren. Die der Neubildung angrenzenden Läppchen wiesen viele in Kariokynese stehende Leberzellen auf. Dort, wo die Flüssigkeit direct eingedrungen war, hatte eine Mortification des Gewebes stattgefunden und war um das abgestorbene Gewebe herum eine interstitielle Entzündung entstanden.

Bei einem grossen Hunde, dem ich eine grosse Menge Flüssigkeit in die Leber injicirt hatte, trat innerhalb 24 Stunden der Tod ein mit dem Befund von multiplen Leberzellenembolien in den Portal- und Nierengefässen, und mit offenbar erst kürzlich stattgefundener embolischer Verschleppung von Megacariocyten in die Lungencapillaren. Offenbar waren aus der Leber viele Leberzellen in den Kreislauf getreten und hatten, als sie am Knochenmark angelangt waren, hier eine Circulationsveränderung hervorgerufen mit nachfolgender embolischer Verschleppung von Megacariocyten, wie dies stattfindet, wenn man Parenchymzellen direct in die Venen injicirt (Lubarsch). Bei Injection des gleichen Extracts, den ich zur Hervorrufung der Interstitialhepatitis verwendet hatte, in die Nieren eines Kaninchens entstand eine ausgedehnte tiefe Nekrose der gewundenen Harnkanälchen und der Marksubstanz, wie man sie nicht erhält, wenn man einen gleich consisterten Extract von anderen Organen, z. B. von Leber oder auch von Nebennieren von Kaninchen und Meerschweinchen injicirt, welche letzteren bei Kaninchen eine viel weniger intensive nekrotisirende Wirkung ausüben als es in gleicher Dosis die Nebenniere vom Kalbe thut.

Endlich wiederholte ich Experimente, die schon von einigen anderen Forschern ausgeführt worden waren, nämlich über die Wirkung, die der Nebennierenextract auf die Nebennieren des Thieres, dem er injicirt worden ist, ausübt, und fand, dass man in wenigen Tagen und durch kleine, in Zeitintervallen eingeführte Extractdosen die Anwesenheit von zahlreichen kariokynetischen Figuren in der Rindensubstanz erhält. Stellt man die Injectionen ein, so hört auch das Wucherungsstadium auf; dagegen findet man, dass die Zellen, selbst in der zona glomerularis, ein an grossen Körnchen sehr reiches Protoplasma haben.

Ebenso injicirte ich die Toxine des Bac. coli, mit denen ich bei gleicher Dosis und in der gleichen Zeit constant die gleichen Resultate erhielt wie bei den vorhin beschriebenen Experimenten, nämlich eine bedeutende Wucherung der Rindensubstanz, begleitet von übermässiger functioneller oder Secretionsthätigkeit. Bei allen diesen Experimenten beobachtete ich nie irgend eine Veränderung an jenen Zellen, die die wirkliche Marksubstanz ausmachen und deren wirkliche Natur noch immer nicht festgestellt ist.

Injicirte ich statt kleiner Dosen grössere von diesen Toxinen, sodass das Thier in 36—48 Stunden starb, dann fand ich schwere Congestionen und Hämorrhagien in den Nebennieren, sowie eine areoläre Umbildung der Zellen, besonders in der mittleren Zone. Das Protoplasma enthielt eine Menge Vacuolen, in denen sich ein homogener, lichtbrechender, dünner und wenig färbbarer, aus der Umbildung der Protoplasmakörnchen entstandener Körper fand. Diese Veränderung kann in verschiedenen Graden auftreten, und es giebt andere Gifte, die ein einziges grosses Vacuol in der Zelle erzeugen, das einen wie oben beschriebenen homogenen Körper enthält. Eine solche Degeneration des Protoplasmas beobachtete ich bei einem mit schwefelsaurem Chinin vergifteten Kaninchen, und es war dies übrigens der einzige Fall, in welchem ich auch die Zellen der Marksubstanz äusserst atrophisch und avolär fand.

Aus meinen Untersuchungen geht hervor, dass die Substanz, welche die Coagulation und die verschiedenen Nekrosen in den Geweben hervorruft, verschieden ist von der von den Physiologen isolirten, die den Muskeltonus im Allgemeinen und den Herz- und Gefässtonus im Besonderen zu erhöhen vermag. Diese wirkt auch in kleinster Dosis und widersteht Behandlungen, welche die erstgenannte Substanz zerstören. Diese letztere ist in ihrer Natur wahrscheinlich dem Nucleoalbumin analog, doch behalte ich mir weitere Untersuchungen darüber vor.

Discussion.

Herr Virchow: Darf ich fragen, ob die verschiedenen Folgezustände, welche Herr Foà nach Injectionen von Nebennierenextractinjectionen beobachtet hat, als verschiedene Stadien eines Processes aufzufassen sind. Herr Foà: Jene Zustände lassen sich in der That unabhängig von einander erzeugen.

VIII.

Herr B. Morpurgo-Siena:

Ueber eine infectiöse Form der Knochenbrüchigkeit bei weissen Ratten.

Mit 9 Abbildungen auf Tafel I u. II.

Verschiedene Arten von Hausthieren können mit grösserer oder geringener Häufigkeit an einer mit Erweichung und Brüchigkeit des Skelettes einhergehenden Krankheit leiden. Es sind viele Fälle von Osteomalacie an Kühen, hauptsächlich an schwangeren, stillenden und jungen Kühen, an Schweinen, Ziegen und seltener an Pferden beschrieben worden. Die Krankheit wurde auch in epidemischer Form während trockener Jahreszeit beobachtet und dem ungenügenden und unzweckmässigen Futter zugeschrieben (Stohmann (1), Maresch (2), Utz (3). Doch ist über die allgemeine Ursache der Erkrankung gar nichts Sicheres bekannt.

Ebensowenig wissen wir über die Ursachen der Osteomalacie und der mit ihr näher verwandten Knochenkrankheiten (Ostitis und Osteomyelitis fibrosa) beim Menschen. Nach der älteren Theorie sollte ein Uebermass von Milchsäure die Auflösung der Knochensalze bewirken; nach einer anderen Meinung handelt es sich nicht um vermehrte Kalkberaubung, sondern um verminderte Kalkablagerung (Roloff) (4). Nach Rindfleisch (5) sind es locale Circulationsverhältnisse im Knochen, welche zu einer Steigerung der Blutkohlensäure, und in Folge dessen zur gesteigerten Auflösung der Kalksalze führt. Andere, dem Virchow'schen Begriffe der Osteomalacie folgend, betrachten die Krankheit als eine Form der Osteomyelitis und der Ostitis. Recklinghausens Theorie (6) sieht den Hauptgrund des gesteigerten Knochenumbaues bei Osteomalacie in arteriellen Congestionen, welche am zarten Gefässapparate dieser Kranken in Folge von mechanischen und thermischen Reizen einsetzen und eine chronisch-parenchymatöse Entzündung im Sinne Virchow's unterhalten.

Als von vasomotorischen Störungen unterhalten ist auch der causale Zusammenhang zwischen Osteomalacie und erhöhte Thätigkeit der Ovarien angesehen worden (Fehling) (7).

Es ist auch von mehreren Seiten die Hypothese eines infectiösen Ursprungs der Osteomalacie aufgestellt worden. So haben Zürn (8) und Kehrer (9) einen solchen vermuthet. Petrone (10) ist weitergegangen und hat, auf Grund von zwei untersuchten Fällen, die Knochenerweichung der nitrificirenden Wirkung von Mikroorganismen zugeschrieben. Seligmann (11) konnte keine besondere Mikroorganismen finden. Hertz (12) betrachtet die Osteomalacie als eine vom Knochenmark ausgehende Infectionskrankheit, obwohl ihm der Nachweis von specifischen Keimen nicht gelang. Nicht günstiger fielen die von Löhlein (13) an einem Stücke von Beckenknochen einer osteomalacischen Frau angestellten mikroskopischen und bakteriologischen Untersuchungen. Tschistowitsch (14) und Latzko (15) äussern sich entschieden gegen die Theorie von Petrone.

Durch Thierversuche ist ebenfalls die Frage der Lösung nicht näher gekommen. Roloff (4) experimentirte an Hunden und Schweinen und rief durch sehr kalkarme Fütterung eine der Rhachitis ähnliche Knochenkrankheit hervor. Er glaubt, dass bei Rhachitis und bei Osteomalacie wesentlich gleiche von einer ungenügenden Kalkaufnahme bedingte Processe im Spiele seien.

Gelpke (16) erhielt durch Entziehung des Kalkes Knochenbrüchigkeit und -Biegsamkeit bei Tauben.

Heitzmann (17) glaubte zu einem positiven Resultate gekommen zu sein, indem er Thiere (sowohl Fleisch- wie Pflanzenfresser) lange Zeit mit Milchsäure fütterte. Seine Erfolge wurden aber von Heiss (18) nicht bestätigt. Stilling und v. Mering (19) fütterten eine trächtige Hündin mit möglichst kalkarmer Nahrung und fanden an dem nach dem Wurf anatomisch untersuchten Skelett, Weichheit der Wirbelsäule und des Beckens und auffallend breite osteoide Zonen. Um die Beweiskraft dieses glücklichen Ergebnisses zu beurtheilen, muss man aber, wie M. B. Schmidt (20) erinnert, die Hanau'sche Entdeckung (21) eines gewissen Grades von ‚physiologischer Osteomalacie an normal aussehenden Skeletten von Schwangeren berücksichtigen.

Ueber durch künstliche Infection hervorgerufenen malacische Veränderungen am ganzen Skelett liegen, so viel mir bekannt, keine Angaben vor.

Meine Beobachtungen und experimentellen Untersuchungen wurden an weissen Ratten angestellt. Sie haben zu recht interessanten Resultaten geführt, aber dürfen weder verallgemeinert noch für die Aetiologie der menschlichen Osteomalacie in irgend einer Weise verwendet werden; da es mir bis jetzt nicht gelungen ist, die Krankheit auf Exemplare selbst von nahe verwandten Thierarten zu übertragen.

Im Jahre 1898 entwickelte sich bei vier zum Theil rein weissen, zum Theil weiss- und braunscheckigen Ratten von einer Rasse, die ich seit mehreren Jahren im Institute züchte, und die in einem kleinen Stalle isolirt lebten, eine sonderbare Krankheit, die mit Verbiegung der Wirbelsäule, Erniedrigung des Beckens, Trägheit des Ganges und Verbiegung und Knickung der Extremitätenknochen, hauptsächlich der Beine, einherging, und in der Folge von starker allgemeiner Abmagerung, Trockenheit des Haares, venöser Hyperämie der sichtbaren Haut- und Schleimhauttheile, Dyspnoe und Cynose begleitet war. In den fortgeschrittenen Stadien der Krankheit konnten die Ratten sich gar nicht mehr aufrecht halten, sie krochen mit kleinen schaukelnden Bewegungen weiter, zogen die anscheinend verkürzten, verkrümmten hinteren Extremitäten nach (Figur 1) und hielten die nach innen gebogenen vorderen Extremitäten unter den verunstalteten Thorax. Die nach verschiedenen Richtungen abnorm gekrümmte Wirbelsäule und der Thorax waren, selbst bei sanfter Betastung, schmerzhaft. Die Körpertemperatur war nie erhöht.

Die ganze Krankheit entwickelte sich langsam und gestaltete sich zu einer sehr chronischen.

Eine von diesen Ratten (A) starb unter den Erscheinungen der Dyspnoe und der Cyanose zu Ende des Jahres 1898. Eine andere (B) wurde als sehr schwer krank im Jänner und eine dritte (C) im Februar 1899 durch Erstickung getödtet. Die vierte (D), die nach einem Stillstande der Krankheit sich wesentlich erholt hatte, erlag einem schweren Nachschube am 30. März dieses Jahres.

Eine fünfte, jüngere, in einem anderen kleinen Isolirstalle lebende Ratte (E) erkrankte mit ähnlichen Erscheinungen, aber in mehr acuter Weise und wurde am 8. September 1899 getödtet.

Von den Ratten B, C, D und E wurde die Leichenöffnung und die mikroskopische und bacteriologische Untersuchung der Organe ausgeführt. Die zuerst gestorbene, nicht gleich nach dem Tode besichtigte Ratte A wurde nur zu grobanatomischen Beobachtungen verwendet.

Die Autopsien der Ratten ergaben entsprechende Befunde, so dass ich von einem Berichte der einzelnen Sectionsprotocolle absehen und mich auf eine allgemeine Darstellung der hauptsächlichsten anatomischen Veränderungen beschränken kann.

Die Leichen waren sehr abgemagert. Fettpolster im Allgemeinen beinahe verschwunden; zwischen den Schulterblättern und am Nacken in geringer Menge vorhanden, von rothbrauner Farbe. Die Extremitäten-Muskeln schlaff, sulzig, fischfleischähnlich entfärbt. Schädeldach verdünnt, porös. Wirbelsäule mehr oder weniger kyphoskoliotisch, leicht einzuschneiden. Rippen gekrümmt, an mehreren Stellen geknickt, im Allgemeinen verdünnt, hie und da knotenweise verdickt. Schlüsselbeine verdünnt, biegsam. Brustbein schief gestellt sehr leicht durchzuschneiden. Schulterblätter muschelartig nach innen verbogen, äusserst dünn, pergamentartig, stellenweise durchbrochen. Spinae scap. mehrfach wellig gebogen. Beckenknochen weich, nicht wesentlich verunstaltet. An den langen Röhrenknochen sind die Vorsprünge und die Insertionslinien sehr ausgesprochen. Schien- und Wadenbeine sehr stark verkrümmt. Die ersteren zwischen oberem und mittlerem Drittel stark nach hinten gebogen, mitunter geknickt; öfters auch im unteren Drittel nach hinten und seitwärts gebogen. Sämmtliche Knochenschafte sind leicht zu schneiden, enthalten meistens rothes Knochenmark. Fuss plantar flectirt und adducirt, ödematös. Auch die Tarsal- und Metatarsalknochen sind porös und erweicht. Lungen hyperämisch; Herz, bei starker Thoraxverkrümmung hypertrophisch. Leber, Milz, Nieren cyanotisch, nicht vergrössert. Rückenmark an gewissen Stellen gelblich, etwas erweicht. Hirn normal. Die macerirten Knochen sind grob porös und sehr leicht.

Mikroskopische Untersuchung.

Wesentliche pathologische Erscheinungen wurden am Knochensysteme und am Rückenmark beobachtet.

Die Knochen wurden zum Theil in Müller'schen Mischung lange Zeit aufbewahrt und ohne weitere Vorbehandlung mit Rasirmesser geschnitten, zum Theil nach Härtung in der Müller'schen Flüssigkeit oder in Formol und in Alcohol, mit Ebner'schen oder Haug'schen Lösung vollständig entkalkt, mit Celloidin, manchmal mit Celloidin und Paraffin imprägnirt und mit Mikrotom geschnitten. Die Färbung war an den einfach mit Müller'scher Flüssigkeit behandelten Knochenschnitten, die mit neutralem Carmin, an den übrigen die Doppelfärbung mit Haematein Eosin oder mit H. und Carmin oder Pikrocarmin, nach van Gieson oder mit basischen Anilinfarben zur Darstellung der Kernstructuren und der Mikroorganismen. Einige Male habe ich auch nach Schmorl (22) mit Thionin und Pikrinsäure zur Darstellung der Knochenkanälchen gefärbt.

An den nicht entkalkten Schnittpräparaten erscheint die Knochensubstanz von weiten verschlungenen Kanälen und von breiten Lacunen durchsetzt, so das die compacte Substanz in eine weitmaschige umgewandelt ist. Die resultirenden Knochenbalken sind von breiten osteoiden Carminzonen umsäumt. Hie und da sind die Lamellen der Rinde der Röhrenknochen wie plötzlich unterbrochen und grenzen mit einer gezackten Linie unmittelbar an dem in den Lacunen vorhandenem Marke. Zwischen den einzelnen Lamellen sieht man verhältnissmässig breite, körnige, vom Carmin rosaroth gefärbte Linien. Die Höhlen der Knochenkörperchen erscheinen, hauptsächlich in der Nähe der osteoiden Zonen, breit, rundlich und mit zahlreichen ausgesprochenen Kanälchen versehen. In den osteoiden Zonen sind meistens die Knochenkörperchen klein, collabirt.

Wenn man an solchen Knochenschnitten die Methoden von v. Recklinghausen zur vollständigen Gasinjection anwendet (Austrocknung an der Luft nach Behandlung mit Alcohol und Aether oder Einwirkung einer stark alaunhaltigen Carminlösung, Einschluss in Wasserglas und Bedeckung der Präparate mit Glimmerplättchen), so kann man mit Leichtigkeit in dem kalkhaltigen Theil der Knochenbälkchen zahlreiche Gitterfiguren darstellen.

Die Lacunen und die Kanäle der rarefizirten Knochensubstanz sind mit einem an Spindelzellen reichem Bindegewebe erfüllt, welches von zartwandigen Blutgefässen durchsetzt ist. Längs den osteoiden Säumen sieht man öfters, aber bei weitem nicht immer,

Osteoblastenreihen. Hie und da, meistens zu mehreren in einem kleinen Theile des Präparates gehäuft, findet man die Osteoklasten in den Howship'schen Grübchen eingenischt. An einzelnen Stellen sind kleine Lacunen mit solchen Riesenzellen förmlich ausgefüllt (Osteoklastennester). Längs der Blutgefässe und im Marke zerstreut findet man sehr viele schwarze pigmentirte Zellen und freie Pigmentschollen. Das Centralmark ist zum Theil fettig, zum Theil lymphoid und scharf begrenzt von dem fibrösen Marke, welches die Knochensubstanz substituirt hat. An entkalkten, auf dem Objektträger gekochten und in einer gesättigten Lösung von Chlormagnesium eingeschlossenen Schnitten sieht man eine dichte senkrechte Durchstrahlung der Knochenbälkchen mit Sharpeyschen Fasern. Diese hatten an vielen Stellen die von v. Recklinghausen bei Ostitis und Osteomyelitis fibrosa beschriebene flaschenbürstenartige Anordnung.

Die mikroskopischen Befunde am Rückenmark werde ich später, nach dem Berichte über die bakteriologischen Untersuchungen, auseinandersetzen.

Bakteriologische Untersuchung.

Diese wurde an den Ratten B, C, D und E unmittelbar nach dem Tode ausgeführt. Es wurden verhältnissmässig grosse Mengen von Herzblut, Stücke von Milz, Leber, Nieren, verschiedenen Knochen, Knochenmark, Rückenmark von drei Regionen, Klein- und Grosshirn und von peripherischen Nervenstämmen auf schräg erstarrtem Agar verrieben und im Condensationswasser untergetaucht. Die geimpften Röhren wurden bei Temperatur von 38°C. bebrütet.

In den Culturen der zwei ersten untersuchten Fälle (Ratte B und R. C) bemerkte man anfangs gar keine Entwicklung von Keimen. Am vierten Tage begann in dem Condensationswasser der mit Rückenmarksstückchen geimpften Röhren ein feiner weisser staubförmiger Niederschlag sich zu bilden, indem die Oberfläche des festen Nährbodens vollkommen steril geblieben war. Durch Senkung der Röhrchen und Ueberfluthung der Agarfläche mit dem Condensationswasser wurde nach weiterer 24stündiger Incubation die ganze Fläche des Nährbodens wie mit einem grauen Schleier und später von einer weissen wachsglänzenden Schmiere bedeckt. Offenbar hatten sich die Colonien aus wenigen in der Tiefe der Rückenmarkssubstanz sitzenden Keimen entwickelt, indem die oberflächlichen Lagen des Organes bakterienfrei waren. Die mit anderen Organstücken geimpften Röhren blieben steril.

Die mikroskopische Untersuchung der Culturen zeigte das ausschliessliche Vorhandensein von Diplococcen, die öfters zu Tetraden, seltener zu kurzen Ketten vereinigt waren. Die Coccen hatten keine Capseln, färbten sich leicht mit den gewöhnlichen Anilinfarben und widerstanden der Entfärbung nach Gram.

In Nährbouillon und in den Stichculturen, in Gelatine und in Agar entwickelten sie sich wie die meisten Streptococcen, nur etwas üppiger als die bekannten pathogenen Arten von diesen Mikroorganismen. In Milch gezüchtet riefen sie keine Gerinnung hervor. In der Naegeli'schen Flüssigkeit entfalten sie keine nitrifizirende Wirkung. Sie entwickeln sich und gedeihen besser, aber nicht ausschliesslich bei freiem Luftzutritt. Längere Zeit in Nährbouillon gezüchtet bilden sie mit grosser Constanz Kettenformen.

Die mikroskopische Untersuchung der mit 95 % Alkohol fixirten Rückenmarkstücke ergab ein Resultat, welches mit jenem der bakteriologischen übereinstimmte.

Die dünnen Querschnitte der Rückenmarke wurden mit einer verdünnten Carbolfuchsinlösung gefärbt und mit mehreren aufeinanderfolgenden kurzdauernden Bädern absoluten Alkohols differenzirt, mit Xylol aufgehellt und in Canadabalsam eingeschlossen. Die Präparate entsprachen den hauptsächlichen Forderungen meiner Untersuchung, da sie die Mikroorganismen und die Struktur der Ganglienzellen darlegten. Die nicht sehr intensive Tinction machte es überflüssig, dass man nach dem Vorgange von Sadowsky (23) zur Differenzirung der chromophylen Bestandtheile der Nervenzellen mit angesäuertem Wasser entfärbte. Die Präparate sind sehr haltbar: jedenfalls mehr als jene, die mit Thionin oder Methylenblau gefärbt werden.

Sowohl in der weissen, wie in der grauen Substanz fand ich kleine Gruppen von Mikroorganismen, die in Bezug auf Form und Anordnung den aus den entsprechenden Organen reingezüchteten vollkommen glichen. Sie liessen sich auch nach Gram gut färben. Sie waren nicht in bestimmten Regionen des Rückenmarks vertheilt, lagen durchwegs in der Tiefe des Organes, nicht in den Blutgefässen und immer ausserhalb der Zellen. Im Allgemeinen war ihre Anzahl eine sehr geringe, so dass man viele

Reihen von Schnitten durchmustern musste, bevor man eine kleine Gruppe von Diplococcen entdeckte. Der beschriebene mikroskopische Befund steht sehr gut im Einklang mit der Thatsache, dass die Entwicklung der Keime in dem künstlichen Nährboden erst nach mehreren Tagen sichtbar wurde und immer von dem im Condensationswasser eingetauchten Organstücke anfing.

Die zelligen Elemente des Rückenmarkes und hauptsächlich des Lumbarmarkes waren sehr stark verändert: sie lagen in relativ weiten Räumen und zeigten sehr deutlich die verschiedenen Grade der Chromatolyse von einer Verringerung der chromophylen Körper bis zu einer staubförmigen Zertheilung und zum Schwunde derselben. Ich traf ebensowohl die vorwiegend centrale, wie die vorwiegend peripherische Form der Chromatolyse. Oft sah ich auch excentrische Verstellung der Kerne und der Kernkörperchen, kann aber diesen Erscheinungen keinen sehr grossen Werth zuschreiben, da ich des Zweifels nicht los werden konnte, es handele sich um Artefakte. In den Hinterhörnern und in der Commissur sind einige Zellen in pyknotischem Zustande.

Die Stützsubstanz der markhaltigen Fasern erscheint etwas weitmaschig. An dem Axencylinder konnte ich keine gröberen Veränderungen entdecken. Eingehendere Untersuchungen über die Nervenfasern habe ich wegen Mangel an Material nicht ausgeführt.

Die Veränderungen am Rückenmarke sind sehr diffus und stehen anscheinend mit der Seltenheit der Mikroorganismen nicht im Verhältniss. Dieses kann aber die natürliche Vermuthung nicht zurückdrängen, dass die gefundenen pathologischen Veränderungen am Rückenmarke mit der Infection in Zusammenhang stehe. Ich werde diesbezüglich erinnern, dass Homén und Laitinien (24) bei ihren experimentellen Infectionen des Rückenmarks mit Streptococcen die Keime aus dem Organe ziemlich schnell verschwinden sahen und trotzdem die Schädigung der Nervensubstanz erhalten fanden.

Die bakteriologische Untersuchung der Ratte D, welche in Folge eines Nachschubes der Krankheit unter schweren Allgemeinsymptomen starb, ergab Resultate, die im Bezug auf die Art der gefundenen Keime denen von den zwei oben beschriebenen Fällen vollkommen glichen, aber auf eine viel weitere Verbreitung der Keime im Organismus schliessen liessen.

Die Diplococcen entwickelten sich nämlich nicht nur aus dem

Rückenmarke, sondern auch aus der Milz, der Leber, den Nieren und verschiedenen Knochenstücken.

Die bakteriologische Prüfung der Ratte E, die in mehr acuter Weise erkrankt war, gab nicht ganz reine Resultate, da es sich um eine Mischinfection handelte. Auch die Veränderungen am Skelette waren viel weniger ausgesprochen als bei den übrigen Ratten. Es entwickelten sich aus den verschiedenen Organen auch weisse Staphylococcen und Bact. Coli. Durch das Plattenverfahren gelang es doch, von einem Stück einer Rippe neben den genannten Mikroorganismen auch die Diplococcen rein zu gewinnen. Wahrscheinlich hatte eine mehr acute Infection das mit Diplococcen schon inficirte Thier rasch zu Grunde gerichtet und die volle Ausbildung des typischen Bildes der Knochenkrankheit nicht gestattet.

Mit dem von diesen vier spontan erkrankten Thieren gewonneuen Materiale begann ich nun

Impfversuche an gesunden weissen Ratten.

Die zu diesem Versuche angewendeten Exemplare stammten aus derselben Rasse wie die spontan erkrankten.

Das Impfmaterial war zum Theil von frisch gewonnenen aërobisch oder besser anaërobisch gezüchteten Reinculturen von Diplococcen in Agargallerte, oder in Nährbouillon, zum Theil Stücke von Organen, die sich diplococcenhältig erwiesen hatten (Milz, Rückenmark und Knochenstücke). Die überimpften Culturen schienen sich rasch abzuschwächen, so dass sie nicht mehr zur Anwendung kamen.

Am besten passten die subcutanen oder intramusculären Impfungen am Rücken. Nur selten habe ich die intraperitoneale und ausnahmsweise die intravasculäre Einspritzung ausgeführt. Die Einspritzung unter den Hirnhäuten, im Rückgratscanal oder unter der Scheide des N. ischiadicus ergab keine befriedigende Resultate, wahrscheinlich weil es zur Erzielung von positiven Resultaten die Einführung von grösseren Mengen des Impfmaterials gehört.

In den ersten Tagen nach der Impfung bemerkte man weder locale noch allgemeine Krankheitserscheinungen. Die Ratten liefen munter umher, wie vor der Operation. Später, im günstigsten Falle gegen Ende der ersten Woche, bemerkte man bei vielen Ratten einen trägeren Gang und eine stärkere Beugung der Wirbelsäule mit Niedrigstellung des Beckens; zugleich wurde das Haar etwas trockener und struppig. In mehreren Fällen besserte sich dieser Zustand und ging in vollständige Genesung über; andere Male dagegen verschlimmerte er sich, es stellten sich deutliche Verkrümmungen an den hinteren Extremitäten (zuerst Beugung der Tibia nach hinten zwischen oberem und mittlerem Drittel des Schaftes) und später der Wirbelsäule, des Thorax und der vorderen Extremitäten; das Haar wurde gelblich, trocken und struppig, es trat starke Abmagerung ein und mit den Erscheinungen des fortschreitenden Marasmus, mit Dispnoe und Cyanose gingen die Ratten nach Wochen und Monaten zu Grunde. Meistens aber war der Gang der Krankheit kein regelmässig fortschreitender; nach Besserungen, die mitunter sehr lange dauerten, traten Verschlimmerungen ein, die wieder von neuen Besserungen und Verschlimmerungen in wechselnder Reihe gefolgt waren. In vielen Fällen endlich traten zuerst gar keine Krankheitssymptome auf, so dass man glauben sollte, die Thiere würden von der Krankheit verschont bleiben; aber nach einer mitunter sehr langen Frist erschienen die charakteristischen Veränderungen, die nun ziemlich rasch zur vollen Entwicklung gelangten. In jedem Falle blieben die Ratten lange Zeit am Leben. Oefters dürfte eine spontane Genesung in der ersten Zeit nach der Impfung eingetreten sein; zweimal trat trotz der schon vollständigen Entwicklung des Krankheitsbildes ein Stillstand ein, welcher seit ungefähr einem Jahre dauert: die sehr verkrümmt gebliebenen Ratten leben seit dieser Zeit munter wie die gesunden (vergl. Fig. 1).

Mit dem Geschlechte oder mit den Perioden der Schwangerschaft oder des Stillens stand weder das Auftreten, noch die Verschlimmerung der Krankheitserscheinungen in keinem Verhältniss.

Sehr junge oder alte Ratten scheinen gegen der Infection sehr widerstandsfähig zu sein. Von den Jungen habe ich eine ganze Reihe ohne Erfolg geimpft: ein einziges Mal begann eine im Alter von vier Monaten geimpfte Ratte fünf Monate nach der Infection das typische Bild der Knochenerweichung darzustellen.

Niemals habe ich Vererbung der Krankheit beobachtet, selbst an Jungen, die von Eltern stammten, die zur Zeit der Conception schon schwer krank waren.

Ueber die wahrscheinlichsten natürlichen Infektionswege habe ich bis jetzt keine eingehenden Untersuchungen augestellt: das Eine kann ich aber behaupten: dass durch einfaches Zusammenleben die Krankheit nicht erworben wird. Ich habe oft mehrere gesunde Ratten mit den kranken in kleinen Räumen sehr lange Zeit zusammengehalten, ohne dass je eine natürliche Infection beobachtet wurde. Uebrigens hat sich seit zwei Jahren kein neuer Fall der Krankheit spontan entwickelt.

Unter zweiundvierzig an erwachsenen gesunden Ratten ausgeführten Impfungen fielen siebenundzwanzig positiv aus.

Unter den bis jetzt gesund gebliebenen Ratten giebt es aber neun, die seit relativ kurzer Zeit geimpft sind, und von welchen man nicht mit Sicherheit ausschliessen kann, dass sie später erkranken werden.

Weiter muss ich bemerken, dass unter den als nicht erkrankt angeführten Thieren alle diejenigen mit eingerechnet wurden, die keine ausgesprochenen und mindestens bis zu einem gewissen Grade fortschreitenden Krankheitssymptome zeigten. Nun bin ich aber fest überzeugt, dass unter den als negativ ausgefallenen angeführten Fällen nicht wenige in leichtem Grade afficirt gewesen waren und schnell genasen. Meine Vermuthung beruht auf der Erfahrung, dass in einem einzigen Falle (R. XXVIII) in welchem ich die anatomische Untersuchung eine Woche nach der Impfung vornahm, zu einer Zeit, wo, bei der äusserlichen Inspection, gar keine merklichen Symptome am Skelette wahrzunehmen waren, schon sehr ausgebreitete und charakteristische Veränderungen am Knochensysteme und am Rückenmarke festgestellt wurden.

Die Infection wurde bis jetzt durch vier Reihen von Ratten mit Erfolg und ohne merkliche Abschwächung übertragen. Diese Thatsache spricht jedenfalls entschieden zu Gunsten der specifischen pathogenen Wirkung der von den spontan erkrankten Ratten isolirten Keime.

An grauen Ratten und Mäusen, an Kaninchen und Meerschweinchen waren die Infectionsversuche bis jetzt erfolglos. An weissen Mäusen wurde zweimal eine acute tödliche Diplococcämie, ohne irgend welche Veränderungen des Knochensystemes, die sich mit den bei den Ratten beobachteten in Verbindung stellen liesse, beobachtet. Die von diesen zwei Fällen isolirten Keime hatten keine gesteigerte Virulenz für Ratten.

Die anatomische und bacteriologische Untersuchung der künstlich inficirten Ratten bezieht sich im Allgemeinen auf fortgeschrittene Krankheits-Stadien. Ein einziges Mal wurde ein Anfangs-Stadium studiert; mit diesem will ich mich später beschäftigen. Die Ergebnisse der übrigen Untersuchungen werde ich kurz andeuten, da sie den bei den spontan erkrankten Ratten beschriebenen vollkommen entsprechen.

Die makroskopisch sichtbaren und beim Betasten und beim Einschneiden wahrnehmbaren Veränderungen der Knochen sind dieselben wie die oben beschriebenen (vgl. Fig. 2, 3 u. 4).

Bei der mikroskopischen Untersuchung konnte man alle die Hauptpunkte des eigenthümlichen Processes an den Knochen wiederfinden: die Rarefizirung der Knochensubstanz (Fig. 5), die Anwesenheit von breiten Carminzonen, von Gitterfiguren (Fig. 6), von Osteoklasten (Fig. 7), von Osteoblasten (Fig. 5c) die partielle oder die totale senkrechte Durchstrahlung der Knochenbälkchen mit Sharpey'schen Fasern (im zweiten Falle mit flaschenbürstenartiger Anordnung) (Fig. 8c), das faserige Mark an der Stelle der verschwundenen Knochensubstanz (Fig. 5, d) und das rein von ihm abgegrenzte, zum Theil lymphoide, zum Theil fettige centrale Mark (Fig. 5, e), endlich die Pigment-Zellen und -Schollen, hauptsächlich in der Nähe von Blutgefässen.

In einigen Präparaten (Tibia der Ratte V) habe ich Knorpelinseln mitten im Knochenschafte gesehen. Bilder, die an den von Ziegler bei Arthritis deformans beschriebenen und zuerst für „Recartilaginescez" gehaltenen erinnerten. Was solche Inseln bedeuten sollen, könnte ich schwer sagen. Sicher waren sie nicht das, was Ziegler später für seine Fälle erkannte, nämlich durch Knochenmarksinvasion abgetrennte Theile vom Gelenkknorpel, da sie im fibrösen Mark, gegen die Mitte des Knochenschaftes sassen. Vielleicht stehen sie mit Callusbildung nach Infractionen in Zusammenhang.

In der Nähe der Tibialcondylen fand ich zweimal ungefähr hanfkorngrosse, zum Theil knorpelige, zum Theil knöcherne Auswüchse. Einmal war ein solcher Auswuchs mit der Tibia fest zusammenhängend und das andere Mal war er mit ihr nur durch eine bindegewebige Brücke verbunden. An diesen Auswüchsen konnte man, an mit Haematein und Carmin gefärbten Präparaten, sehr schöne Bilder der directen Umwandlung des hyalinen Knorpels in Knochen sehen. Im Verlaufe der Rippen fand man ähnlich gebaute, kleine knotenförmige Verdickungen.

Die mikroskopische Untersuchung des Rückenmarkes von den geimpften Ratten ergab gewöhnlich ausgedehntere und schwerere Veränderungen der Ganglienzellen und grössere Gruppen von öfters zu längeren Ketten verbundenen Diplococcen, als man bei den spontan erkrankten Thieren zu sehen Gelegenheit hatte.

Ein Anfangsstadium der Krankheit konnte ich an einer am achten Tage nach der intraperitonealen Einspritzung einer grösseren Menge von Diplococcen-Reincultur getödteten Ratte studiren.

Das Skelett war nicht wesentlich verunstaltet, nur waren die Schienbeine von vorne nach hinten etwas stärker gebogen. Die genauere makroskopische und die mikroskopische Untersuchung liess doch schon in dieser Epoche am ganzen Knochensysteme und am meisten an den langen Röhrenknochen der hinteren Extremitäten sehr ausgesprochene und charakteristische Veränderungen entdecken.

Die Rinde der langen Röhrenknochen war bedeutend verdickt und die Ansatzlinien und die Vorsprünge waren sehr ausgesprochen, so dass das Querschnittsbild solcher Knochen ganz anders gestaltet erschien als das entsprechende Bild eines normalen Knochens.

Ein Blick auf Fig. 9 lässt sofort ein solcher Unterschied erkennen.

Der Verdickung der Knochenrinde entspricht keine Vermehrung, sondern eine Rareficirung der compacten Knochensubstanz.

Diese Rareficirung betrifft das ganze Gebiet der Speciallamellen und ist desto mehr ausgesprochen, je mehr man sich dem Centralcanal nähert. Es ist wahrscheinlich, dass die Verdickung der Knochenwand lediglich der Verstellung der zum Theil erweichten Lamellen und der Invasion des Knochenmarkes zuzuschreiben sei: da an den mit breiten osteoiden Carminzonen umsäumten Balken des rareficirten Knochens man keine Zeichen einer stattfindenden oder stattgefundenen Knochenneubildung nachweisen kann; man sieht nämlich weder regelmässige Reihen von Osteoblasten, noch Sharpey'sche Fasern.

Die Lacunen und die Canäle, die die Knochensubstanz durchsetzen, enthalten ein an Rundzellen und an mit eosinophylen Granulis vollgestopften Elementen reiches Schleimgewebe. In der

Nähe der Gefässe sind öfters Pigmentkörner und Pigmentzellen gereiht. Auf dem Balkensaum oder in Grübchen desselben eingenischt liegen zahlreiche Osteoklasten.

Von den breiten und dünnwandigen Blutgefässen des Markes sprossen viele enge Canäle, die sich durch die Speciallamellen durchbohren und arkadenartig mit anderen Canälen in Verbindung treten. Diese engen Canäle sind nicht von eigenen Lamellensystemen umgeben; sie entsprechen Volkmann'schen perforirenden Canälen.

Die äusseren Generallamellen sind von dickeren und wahrscheinlich zahlreicheren Blutgefässen senkrecht durchbohrt, aber in ihrer allgemeinen concentrischen Anordnung nicht wesentlich verändert.

An den Schnitten von nicht entkalkten Knochen lassen sich mit grosser Regelmässigkeit und in breiter Ausdehnung die Gitterfiguren von Recklinghausen nachweisen (Fig. 6, b).

Aus den Ergebnissen dieser mikroskopischen Beobachtungen lässt sich mit grosser Wahrscheinlichkeit schliessen, dass der Knochenschwund zum Theil durch Arrosion mittels Osteoklasten und zum Theil durch Bildung von perforirenden Canälen zu Stande gekommen sei; aber dass diese Processe von einer Erweichung und Kalkberaubung des Knochens begleitet, oder, genauer gesagt, eingeleitet wurden. Dafür sprechen die ausgiebigen Carminzonen, die Verstellung der Knochenlamellen (ohne Neubildung von Knochenbalken) und noch mehr die Gitterfiguren in den kalkhaltigen Theilen des Knochens.

Das centrale lymphoide Knochenmark erscheint wie verzerrt, die grösseren venösen Räume sind erweitert.

In diesem Frühstadium der Krankheit sind ausschliesslich die Processe des Knochenabbaues vorhanden, indem in den späteren Stadien, trotz der bestehenden Rareficirung, der Knochenanbau von Seite des fibrösen Markes sicher nachweisbar ist.

Im Rückenmark fand ich diffuse oder peripherische Chromatolyse an vielen Ganglienzellen; hauptsächlich an den grossen der Vorderhörner deutlich. Die Spinalganglienzellen waren nicht verändert.

Die bacteriologische Forschung ergab ein negatives Resultat, selbst in Bezug auf die Flüssigkeit der Peritonealhöhle, obwohl eine grosse Menge von Keimen eingespritzt worden war.

Dieses negative Ergebniss ist insofern von Interesse, weil es erklärlich macht, wie es vorkomme, dass einige Thiere kurze Zeit nach der Infection auch am Lebenden bemerkbare Krankheitserscheinungen zeigen, die später vollkommen verschwinden. Es kann nämlich geschehen, dass die eingebrachten Bacterien rasch zu Grunde gehen und dass ihre Körper oder ihre toxischen Producte dennoch die wichtigsten Veränderungen im Organismus einleiten.

Mit der geringen Resistenz vieler der eingespritzten Diplococcen im Organismus der Ratte steht wahrscheinlich auch die Thatsache in Verbindung, dass in den kranken Organen die Anzahl der gefundenen Keime nicht im Verhältnisse steht mit der weiten Ausbreitung der pathologischen Gewebs-Veränderungen.

Mit sterilisirten Bouillonculturen hatte ich bis jetzt keine Erfolge zu verzeichnen.

Wenn wir die anatomischen Befunde an den Knochen der spontan erkrankten und der künstlich inficirten Ratten zusammenfassen, und uns fragen, welcher Krankheitsprocess ihnen zu Grunde liegt, so können wir sagen, dass jedenfalls ein dem osteomalacischen ähnlicher Process im Spiele ist. Ganz gleich sind aber die beiden Krankheiten nicht, hauptsächlich wegen des Verhaltens des Markes, welches bei der Krankheit der Ratten in Form eines sich rasch zu faserigem Bindegewebe organisirenden Granulationegewebes in dem Gebiete der festen Knochensubstanz einbricht und den meisten Theil derselben substituirt. Dabei verhält sich das centrale Mark mehr passiv, da es als fettiges oder lymphoides Mark nicht über die Schwelle des Centralcanales schreitet; andererseits wird es nie, auch in sehr fortgeschrittenen Stadien der Erkrankung selbst, fibrös.

Wegen des zuerst erwähnten Verhaltens könnte man die Krankheit der Ostitis fibrosa nähern. Nun tritt aber bei dieser letzteren die Neubildung von Knochensubstanz in den Vordergrund (Ostitis deformans), und das centrale Knochenmark wird selbst fibrös.

Es scheint mir also, dass die beschriebene Knochenkrankheit ein Zwischenglied zwischen Osteomalacie und Ostitis fibrosa darstellt; sie erinnert sehr an einem von v. Recklinghausen (6) beschriebenen Fall von Osteomalacie bei einer mit Basedow'scher Krankheit behafteten jugendlichen Person (Fall XII), in welchem, neben dem Knochenschwunde, eine lebhafte Neubildung von Knochentrabeckeln vorhanden war und das Mark der kleineren Poren fibrös, während das centrale fettig war. Mikroskopisch wurden auch hier, wie in meinen Präparaten, Osteoklasten vereinzelt oder in kleinen Nestern vereinigt gefunden, viel öfters, als es bei den gewöhnlichen Formen der Osteomalacie der Fall zu sein pflegt.

Der Entwicklung der Skelettverkrümmungen folgt eine von den statischen und dynamischen Einwirkungen und nicht von der Localisation des Krankheitsprocesses bedingte ziemlich regelmässige Folge. Wahrscheinlich wird aber der Krankheitsprocess selbst von den Verkrümmungen secundär beeinflusst und zwar durch Circulationsstörungen, so dass man in den fortgeschrittenen Stadien die grossartigsten Gewebsveränderungen an jenen Stellen findet, wo die Verunstaltung am ausgeprägtesten ist; in dem untersuchten Frühstadium waren im Gegentheil solche Unterschiede in den verschiedenen Theilen des Skelettes nicht vorhanden.

Ueber die Pathogenese der Krankheit werde ich nur hervorheben, dass die circulatorischen Verhältnisse von grosser Bedeutung sind; dafür sprechen die zu jeder Zeit zu findenden Pigmentirungen des Knochenmarkes, sowohl im Gebiete der Rinde wie im Centralcanal.

Ob diese localen Kreislaufsstörungen von vasomotorischen Einflüssen abhängig sind und ob sie mit den in allen Fällen gefundenen anatomischen Veränderungen am Rückenmark in Zusammenhang gebracht werden dürfen, kann ich weder behaupten noch ausschliessen, da ich nicht bestimmen konnte, ob die Rückenmarksläsion primär sei. Sicher gehört sie zum typischen Krankheitsbilde, aber sie könnte sehr leicht ein Ausdruck der besonderen Infection sein, ohne unmittelbaren Einfluss auf dem Processe in den Knochen zu haben.

Ueber die Aetiologie kann, nach den erfolgreich durch vier Reihen von Ratten mittels den von jeder Reihe rein wieder gewonnenen Diplococcen ausgeführten künstlichen Infectionsversuchen wohl kein Zweifel obwalten. Die specifische pathogene Wirkung der von den spontan erkrankten Ratten gezüchteten Keime scheint mir durch die regelmässige Wiedererzeugung des sehr auffallenden und typischen Krankheitsbildes genügend bewiesen.

Die besonderen Diplococcen lassen sich mit keiner der bekannten pathogenen Arten ähnlichen Mikroorganismen ohne Weiteres identifiziren, sodass man sie vorläufig Diplococcen der Osteomalacie der weissen Ratten nennen könnte.

Discussion.

Herr v. Baumgarten: Ich möchte den Herrn Vortragenden fragen, wodurch sich die gefundenen Diplococcen durchgreifend von den sonst bekannten pathogenen Streptococcen unterscheiden sollen. Dass die gewöhnlichen pyogenen Streptococcen osteomyelitische und ostitische Processe hervorrufen können, ist ja allbekannt. Freilich sind die gewöhnlichen Fälle dieser Art acut entzündlicher Natur; aber es giebt doch auch mehr chronische Formen, von Garrè u. A. beschrieben, die als Ostitis und Osteomyelitis fibrosa auftreten. Es dürfte sich daher wohl die Frage aufwerfen lassen, ob nicht auch diese „infectiöse Form von Knochenerweichung bei weissen Ratten“ auf die bekannten pyogenen Streptococcen zurückzuführen sei.

Herr Morpurgo: Den Namen Dipl. der Osteomalacie der weissen Ratten habe ich vorläufig gebraucht, weil es mir in den seit drei Jahren ausgeführten Infectionsversuchen bis jetzt nie vorgekommen ist, eine durch solche Keime hervorgerufene eitrige Entzündung weder an Ratten noch an anderen Versuchsthieren zu beobachten. Ich bin aber gar nicht sicher, dass es sich um eine ganz besondere Art von Keimen und nicht von Strepto- oder Diplococcen von besonders abgemessener Virulenz handelt.

Herr v. Baumgarten: Ich halte es doch für allgemein wichtig, darüber zu entscheiden, ob der gefundene Mikroorganismus eine neue, bisher unbekannt gebliebene Form oder Species darstellt oder ob er sich bereits bekannten Formen oder Arten zurechnen lässt. Wenn ein Streptococcus einmal auf eine bestimmte Virulenzstufe eingestellt ist, so hält er zäh daran fest (cf. Eysipelcoccus!). Es spricht daher nicht gegen die Zugehörigkeit der gefundenen Mikrobien zu den bekannten pathogenen Streptococcen, dass erstere in den Experimenten des Herrn Vortragenden keine Eiterung hervorgerufen haben.

Herr Virchow: Wie mich dünkt, wird der Begriff der Knochen-Erweichung so verschieden aufgefasst, dass eine genauere Definition und in Folge dessen eine neuzeitige Nomenclatur hergestellt werden müsste, welche der künftigen Discussion zu Grunde gelegt werden kann. In erster Linie handelt es sich darum, die Erweichung des Knochengewebes (der Tela ossea) von der Erweichung des Knochens im Ganzen (als Organ) zu trennen; wenn das Letztere oder wenn Beides zusammen vorkommt, so muss natürlich eine andere Aetiologie gesucht werden, als wenn z. B. nur eine einfache histologische Umwandlung besteht. Ersteres wird stets auf Reizung (Entzündung), Letzteres auf einfache Ernährungsstörung (Atrophie) zu beziehen sein. Aber auch der Begriff der Ostitis und der Osteomyelitis ist ja recht schwankend; so ist der von Herrn v. Recklinghausen beschriebene Fall von Osteomyelitis fibrosa auf eine besondere Krankheit zu beziehen, die mit der gewöhnlichen Knochen-Erweichung nichts weiter zu thun hat, als die Disposition zu Knochen-Verkrümmungen. In der Berliner Sammlung befindet sich das gesammte Skelett eines Mannes, bei dem neben Verkrümmungen sehr starke diffuse Hyperostosen bestehen. Die fernere Forschung muss ja Genaues ergeben, nicht nur über die Natur der Bakterien, sondern auch über die Umstände, unter denen sie wirksam werden und gelegentlich, wie bei Schwangeren und Wöchnerinnen, gewisse Regionen des Skeletts ergreifen, andere dagegen frei lassen. Dabei möchte ich jedoch empfehlen, die Metaplasie innerhalb des Körpers nicht aus den Augen zu verlieren.

Litteratur.

(Eine ausgezeichnete Zusammenstellung der wichtigsten Arbeiten über Pathologie der Knochen ist von M. B. Schmidt in den Ergebnissen von Lubarsch und Ostertag für das Jahr 1897, in 1899 und Nachtrag in 1900 erschienen).

1. Stohmann, Zeitschr. d. landw. Centralv. d. Prov. Sachsen. S. 9.
2. Maresch, siehe Ref. in Virch. Hirsch Jahresb. 1866 I S. 458.
3. Utz, Bad. Mittheil. S. 6. 20. 35.
4. Roloff, Virchow's Archiv Bd. 37. 1866.
5. Rindfleisch, Schweizerische Zeitschr. f. Heilk. Bd. 3 Heft 3 u. 4.
6. v. Recklinghausen, Festschrift der Assistenten f. R. Virchow. 1891.
7. Fehling, Arch. f. Gynäk. No. 1. 1894.
8. Zürn, Zoopathologische und Zoophysiol. Untersuchungen p. 60 1872.
9. Kehrer, Tagebl. der 62. Vers. deutsch. Naturf. u. Aerzte in Heidelberg S. 469. 1889.

10. Petrone, Riforma med. N. 78. 1892.
11. Seligmann, Berl. klin. Wchsch. 1893. N. 44. S. 1878.
12. Hertz, Hosp. Tid. R. 4. B. 2. S. 918. 1893.
13. Löhlein, Centralbl. f. Gynäk. N. 1. 1894.
14. Tschistowitsch, Berl. klin. Wsch. p. 918. 1893.
15. Latzko, Wiener klin. Wsch. N. 28, 29. 1894.
16. Gelpke, Liesthal 1891.
17. Heitzmann, Wien med. Presse S. 1035. 1873.
18. Heiss, Zeitschr. f. Biol. XII. S. 151. 1876.
19. Stilling und v. Mering, Centralbl. f. d. med. Wissensch. 1899.
20. M. B. Schmidt, Ergebn. v. Lubarsch u. Ostertag. Jahrg. IV. S. 589. 1899.
21. Hanau, Fortschr. d. Med. N. 7. 1892.
22. Schmorl, Verh. d. Deutsch. path. Ges. S. 257. 1900.
23. Sadowsky, Comptes rendus de la Soc. d. Biol. 3. Avril 1896.
24. Homén und Laitinien, Ziegler's Beiträge Bd. XXV Heft 1. 1899.

Erklärung der Abbildungen.

Fig. 1. Röntgenbild einer lebenden, vor anderthalb Jahren geimpften und seit einem Jahre als mit Skelettverkrümmungen geheilt zu betrachtende Ratte.

Fig. 2. Skelett einer neun Monate nach der Impfung gestorbenen Ratte, welche mit einem Cubikcentimeter 24stündiger Bouilloncultur der Diplococcen geimpft war, die ich vom Rückenmarke einer künstlich inficirten Ratte gezüchtet hatte.

Fig. 3. Vordere Extremitäten einer am 11. Sept. 1899 mit einem Stückchen Milz einer künstlich inficirten Ratte unter der Rückenhaut geimpften, am 10. April 1900 gestorbenen Ratte.

Fig. 4. Hintere Extremitäten einer mit 1 ccm 24st. Bouilloncultur zweiter Generation vom Rückenmark der spontan erkrankten Ratte B am 5. Febr. 1899 unter der Rückenhaut geimpften, am 6. Sept. 1899 gestorbenen Ratte.

Fig. 5. Längsschnitt der Diaphyse der Tibia (Ratte V). Müller'sche Flüssigkeit, Ebner's Entkalkungslösung, Celloidin - Paraffin - Einbettung, Färbung mit Haematein und Pikrocarmin. (Koristka Obj. 6. Oc. 2).

a) Knochenbalken. b) Osteoide Zonen. c) Osteoblastenreihen. d) Fibröses Mark. e) Zum Theil lymphoides, zum Theil fettiges Centralmark.

Fig. 6. Querschnitt des Femurs der acht Tage nach der Infection geopferten Ratte (R. XXVIII) (Alauncarmin, Wasserglas Einschl. Obj. 8 Oc. 2). Anfang des Knochenschwundes durch Halisterese. (Gitterfiguren.)

a) Kalkhaltiger Knochen. b) Osteoide Zonen um die Hawersischen Canäle. c) Gitterfiguren.

Fig. 7. Längsschnitt der Diaphyse der Tibia (R. V). (Präp. wie in Fig. 5.) (Obj. 6. Oc. 2).

Osteoklastennest. a) Knochenbalken. b) Osteoklasten.

Fig. 8. Querschnitt der Tibia der R. V. (Gehärtet in Müller'schem Fl., entkalkt, gekocht auf dem Objectträger, in concentr. Chlormagnesiumlösung eingeschlossen.)

Sharpey'sche Fasern in den Knochenbälkchen.

a) Alte Knochensubstanz. b) Von Sharpey'schen Fasern durchsetzte neugebildete Knochensubstanz. c) Flaschenbürstenartig angeordnete Sharpey'sshe Fasern. d) Fibröses Mark.

Fig. 9. A) Querschnitt des Femurs einer gesunden Ratte. (Pikrinsalzsäure Pikrocarmin) Obj. 0. Oc. 2). B) Querschnitt des Femurs in derselben Höhe wie bei A von der acht Tage nach der Infection getödteten Ratte XXVIII. (Präp. und Vergrösserung wie bei A).

IX.

Herr Dinkler-Aachen:

Ein Fall von primärem Lungencarcinom.

Unter sieben in vier Jahren klinisch beobachteten und secirten Fällen von Lungentumoren war nur ein Fall von Carcinom. Derselbe betraf einen 21jährigen Studenten und verlief unter dem Bilde einer diffusen capillären Bronchitis und bronchopneumonischer Processe. Bei der Autopsie zeigten sich beide Lungen gleichmässig erkrankt und zwar ähnelte das Bild zunächst am meisten der käsigen Pneumonie.

Die mikroskopische Untersuchung ergab, dass es sich um ein Carcinom handelte. Im Magen fand sich eine kleine Metastase in der kleinen Schleimhaut. Die ausführliche Mittheilung des Falles erfolgt a. a. O. (Demonstration von Präparaten.)

Discussion.

Herr Ponfick: Im Anschluss an die eben gehörte Mittheilung möchte ich die Gelegenheit benutzen, um die verhältnissmässig grosse Häufigkeit des primären Krebses der Lunge hervorzuheben. So kamen im Breslauer pathol. Institut innerhalb kurzer Frist einige 6—8 Fälle zur Beobachtung, die mein ehemaliger Assistent, Pässler, jetzt in Leipzig, eingehend beschrieben hat.

Auch die klinischen Erscheinungen sind wegen ihrer Vielgestaltigkeit sehr merkwürdig. So sah ich einen 47jährigen sehr kräftigen Mann, der an einer Lungenblutung ganz plötzlich zu

Grunde gegangen war. Hier hatte ein zerfallendes Carcinom des l. Bronchus einen mittleren Ast der Lungenarterie arrodirt. Von der erwarteten Tuberkulose fand sich keine Spur, wohl aber eine durch Fortleitung entstandene Hepatisation umfangreicher Gebiete des l. Ober- wie Unterlappens.

Der andere, noch nicht publicirte Fall betraf meinen einstigen Assistenten, Dr. Hildebrandt, einen sehr kräftigen Mann von 27 Jahren. Nachdem er schon seit längeren Wochen an einem sehr heftigen bellenden Husten gelitten hatte, dessen Hartnäckigkeit indess bei der geringen Schonung, die er sich in der kalten Winterszeit (Februar) gönnte, zunahm, erkrankte er plötzlich unter Fieber und Auswurf blutigen Sputums an vermeintlicher Pneumonie. In Wirklichkeit handelte es sich jedoch, wie sich nach dem schon 6 Tage danach erfolgenden Tode ergab, um ein sehr hartes Carcinom des l. Bronchus, welches den Hauptast der l. V. pulmonalis umklammert und dessen Lichtung so eingeengt hatte, dass sich ein hoher Grad von venöser Stauung entwickelt hatte. Auf Grund davon war ein sehr ausgedehnter hämorrhagischer Infarct der ganzen l. Lunge zu Stande gekommen.

Herr Lubarsch: Ich möchte fragen, wie der erwähnte Magentumor beschaffen war. Es scheint mir nämlich nach der Beschreibung doch nicht ganz ausgeschlossen, dass der Magentumor der primäre Heerd und die Lungenaffection eine metastatische war, dafür würde gerade auch die diffuse Ausbreitung sprechen.

Herr Dinkler: Herrn Lubarsch erwidere ich, dass beide Lungen gleichmässig infiltrirt waren, dass die Metastase in der Magenschleimhaut nur klein war, dass die regionären Lymphdrüsen des Magens frei waren.

Herr Langerhans: Auf den Einwurf des Herrn Lubarsch hin möchte ich bemerken, dass ich in den letzten 6 Jahren über 20 primäre Lungenkrebse secirt habe. Von diesen sind die meisten deutliche Bronchialkrebse; ein kleiner Theil aber lässt den Ausgangspunkt der Geschwulst nicht erkennen, so dass es zweifelhaft bleiben musste, ob es sich um einen primären Bronchialkrebs handelt. An den einen dieser Fälle bin ich durch die Ausführungen des Herrn Dinkler lebhaft erinnert worden. Es handelte sich um eine Frau in den vierziger Jahren, bei der eine sehr ausgedehnte diffuse Krebsentwicklung in beiden Lungen bestand gleich einer sehr ausgedehnten doppelseitigen Pneumonie;

die einzige Metastase fand ich in den Bronchialdrüsen. Sonst konnte nirgends etwas gefunden werden, was als Krebs hätte gedeutet werden können. Dieser Fall ist also dem des Herrn Dinkler ausserordentlich ähnlich, ohne dass der Verdacht der Metastase bestehen kann. Auch klinisch war dieser Fall dem des Herrn Dinkler vollständig gleich. Die Diagnose war schon während des Lebens richtig gestellt. Eigenthümlich war das mikroskopische Bild. Es handelte sich um Cylinderepithel. Man sah, wie überall das Cylinderepithel der kleinen Bronchiten in die Alveolen hineinwucherte, indem es des Plattenepithel der Alveolen vom eigentlichen alvertären Lungengewebe abhob und vor sich herschob. Dort, wo das Cylinderepithel stärker gewuchert war, erfüllte es mehr oder weniger und schliesslich vollständig die Alveolen.

Herr Hansemann befürwortet, dass die Lungencarcinome von 3 Stellen sich entwickeln können: am häufigsten von dem Epithel der Bronchien, dann seltener von den Schleimdrüsen der grösseren Bronchien und drittens, am seltensten, von den Epithelien der Lungenalveolen selbst.

Herr Lubarsch: Auch die Ausführungen des Herrn Langerhans haben mich in meinen Zweifeln nicht erschüttert. Denn in seinem Fall fehlte doch eben ein Magentumor, während ich nach den Angaben von Herrn Dinkler über die Natur und Grösse des Magentumors es sogar für wahrscheinlich halten muss, dass die Magengeschwulst die primäre war. Man muss doch berücksichtigen, dass schon an und für sich Magenmetastasen äusserst selten sind und bei Lungenkrebsen wohl überhaupt noch nicht beobachtet sind.

X.

Herr Walter Petersen,
Privatdocent für Chirurgie (Heidelberg):

Ueber den Aufbau des Carcinoms.

Gemeinsam mit Herrn Dr. Lieber habe ich versucht, die Plattenmodellirungsmethode der Embryologen (nach Born und Strasser) auf das Studium der Carcinome anzuwenden. Der Tumor wird in Serienschnitte zerlegt; die Schnitte werden vergrössert auf

Wachstafeln aufgezeichnet und die ausgeschnittenen Wachstafeln zusammengesetzt. Die Dicke der Wachstafeln muss gleich sein dem Product von Schnittdicke und Vergrösserung. P. demonstrirt 2 fertige Modelle (je ein Carcinom der Stirn und der Wange) mit den zugehörigen Photographien der Schnittbilder und empfiehlt die weitere Anwendung der Methode aus folgenden Gründen:

I. Sie liefert ausserordentlich instructive Unterrichtsmodelle; (die Kunstanstalt Ziegler hat sich bereit erklärt, die von P. demonstrirten Modelle zu reproduciren).

II. Sie vermag beizutragen zur Lösung noch strittiger Fragen der Morphologie und der Histogenese der Carcinome.

In dieser Beziehung zieht P. aus seinen bisherigen Erfahrungen, zunächst bezüglich der Hautcarcinome, folgende Schlüsse:

1. Die von je einem Centrum ausgehenden Epithelmassen des Carcinoms bilden einen einheitlichen Stamm, der nach allen Seiten Aeste, Zapfen und Kolben entsendet. Die sogenannten „Krebs-Alveolen“ sind in ihrer grossen Mehrzahl die Querschnitte dieser Ausläufer. Abgeschlossene Alveolen, d. h. rings von Bindegewebe umgebene echte Epithelinseln, sind sehr selten; es giebt sichere Carcinome, in denen sie überhaupt fehlen.

Die Diskontinuität des Epithelwachsthums gehört also nicht unbedingt zum Begriffe des Carcinoms.

2. Mit Rücksicht auf den Ausgangspunkt der Carcinome lassen sich 2 Formen unterscheiden.

a) das unicentrische oder einwurzlige Carcinom; die Epithelwucherung beginnt an einer einzigen Stelle und greift von hier zerstörend auf die ganze Umgebung über, so auch auf das Nachbarepithel. Dabei können leicht mikroskopische Bilder entstehen, die eine active Wucherung dieses nur passiv zerstörten Epithels vortäuschen.

b) Das multicentrische oder mehrwurzlige Carcinom; die Epithelwucherung beginnt an verschiedenen Stellen und die verschiedenen Epithelmassen treten erst sekundär in Verbindung.

Die Trennung dieser beiden Carcinomformen, die sich rein mikroskopisch nur schwer durchführen lässt, kann durch das Plattenmodellir-Verfahren leicht gelingen.

3. Der sichere Nachweis multicentrischer Carcinome ist eine weitere starke Stütze für die Annahme, dass der erste Beginn des Carcinoms im Epithel und nicht im Bindegewebe zu suchen ist.

Discussion.

Herr Virchow: Vielleicht darf ich daran erinnern, dass ich zuerst auf den Unterschied zwischen tiefer und oberflächlicher Entwicklung der Epithel-Alveolen in Geschwülsten hingewiesen, und dessen Verwerthung für Zwecke der Praxis empfohlen habe. Wenn man einen tiefen Sitz von vorn herein findet, so ist der Tumor sicher bedenklicher Natur. Dass diese tiefen Processe immer von oberflächlichen Processen ausgehen, ist nicht anzunehmen. Man hat sich in solchen Fällen neuerlich mit der Bezeichnung Endotheliom geholfen. Es ist aber sehr wahrscheinlich, dass man bei Reconstruction dieser sog. Endotheliome ähnliche Bilder finden wird, wie die von Herrn Petersen erhaltenen.

Herr Orth: In Bezug auf den Hinweis des Herrn Vortragenden, dass er keine ganz abgeschlossenen Alveolen habe finden können, möchte ich darauf hinweisen, dass ein solcher Abschluss zu dem Begriff Alveole nicht hinzugehört. In der Lunge giebt es nicht einen einzigen abgeschlossenen Alveolus, sondern jeder hängt mit einem anderen Hohlraum zusammen. Ich glaube, so haben wir Alle uns auch die Krebsalveolen im Wesentlichen vorgestellt.

Herr Petersen: Gegenüber Herrn Orth möchte ich bemerken, dass ich vielleicht nicht scharf genug betonte „echte abgeschlossene“ Alveolen, d. h. rings von Bindegewebe umschlossene Epithelinseln, wie sie eben von vielen Autoren als gewöhnliche Bestandtheile der Carcinome angenommen werden. Was die von Herrn Virchow betonte praktische Bedeutung der Discontinuität des Epithel-Wachsthums angeht, so glaube ich, dass dieselbe durch meine Ergebnisse nicht berührt wird; das Epithel erscheint eben im Schnitt discontinuirlich, sobald eine gewisse Irregularität erreicht ist, sobald also im einzelnen Schnitt die Verbindungsbrücken nicht mehr getroffen sind.

XI.

Herr Seiffert-Leipzig:

Ueber congenitale Rhabdomyome des Herzens.

Die angebornen Rhabdomyome des Herzens sind ausserordentlich seltene Geschwülste. Ich habe in Zieglers Beiträgen eine Beobachtung an einem 1½ jähr. Kinde veröffentlicht und histologisch analysirt. Das demonstrirte Präparat stammt von einem 7monatigen Kinde und repräsentirt den 7. Fall der in der Literatur beschriebenen Rhadomyome des Herzens. Bezüglich des anatomischen und histologischen Verhaltens kann auf meine Abhandlung in Zieglers Beiträgen, Band 27, verwiesen werden.

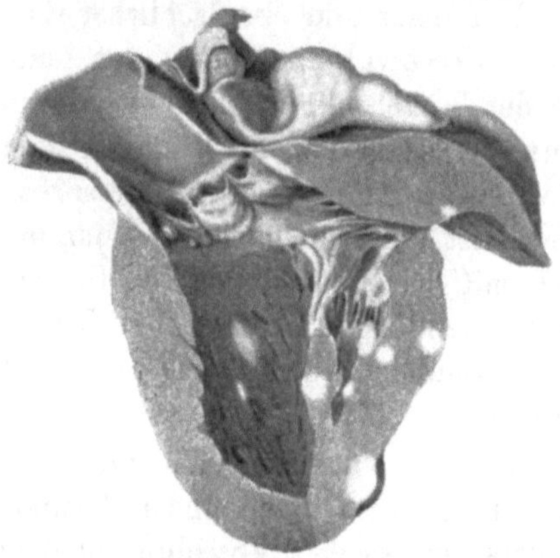

Discussion.

Herr Marchand vermuthet nach Analogie mit dem in anderen Muskelgeschwülsten und in der foetalen Muskulatur zu beobachtenden Verhalten, dass die Hohlräume in frischem Zustande mit Glykogen ausgefüllt sind.

Herr Askanazy hat auch einen Fall von Rhabdomyoma Cordis untersucht und im Innern der grossen Muskelfasern Glykogen in Gestalt von Kugeln (am Alkoholpräparat) gesehen.

Herr Seiffert: Herrn Geheimrath Marchand kann ich mittheilen, dass ich nach Glycogen gesucht habe, dass aber die unregelmässige fleckige Braunfärbung, die ich erhielt, mir nicht überzeugend war, wohl in Folge der Behandlung des Präparates mit Müller'scher Flüssigkeit. Einzelne kugelige Gebilde in den Rhabdomyomzellen färben sich mit Fuchsin sehr stark, sind ungefärbt stark glänzend; ich möchte sie für Hyalin halten. Dass die embryonalen pathologisch ins Riesenhafte entwickelten Muskelfasern Glycogen enthalten, scheint mir an und für sich sehr plausibel.

Sitzung vom 18. September 1900.

XII.

Herr Nils Sjöbring-Lund:

Ueber die Aetiologie der Geschwülste.

In einem kleinen Aufsatze in den Fortschritten der Medicin 1890 lenkte ich die Aufmerksamkeit der Forscher auf einige eigenthümliche intra- und extracelluläre Gebilde in Carcinomen, die ich nach ihrem ganzen Verhalten nur als niedere, schmarotzende Lebewesen deuten konnte. Später fanden die Gebilde nur gelegentlich Erwähnung, oder wurden als Hefezellen gedeutet, mit denen sie aber nur eine ganz oberflächliche Aehnlichkeit haben. Die mit der Meinigen etwa gleichzeitig und später erschienenen Mittheilungen anderer Forscher, die von Protozoën in Carcinomen handelten, bezogen sich fast nur auf die invazinirten Zellen, die als Coccidien oder zumal als Gregarinen gedeutet wurden. Dass diese Zellen nicht Conidien, ja auch nicht Sporozoën sind, bedarf keiner Beweisführung. Zu den hier zu beschreibenden Rhizopoden stehen sie wahrscheinlich ebensowenig in directer Beziehung. Ich muss sie bis auf weiteres einfach für in andere Zellen eingeschlossene Geschwulstzellen halten[1]).

Denn in morphologischer Hinsicht stimmen sie, von ihrer Lagerung und der mehr oder weniger hervortretenden membranartigen Umhüllung abgesehen, mit den sonstigen Geschwulstzellen fast vollständig überein. Der einzige Unterschied, den ich aufzufinden vermocht habe, bezieht sich auf die Form der Centrosomen, die nicht wie in den gewöhnlichen Geschwulstzellen, kleine Doppelpunktstäbchen, sondern zwei kleine runde Kügelchen sind. Ein derartig winziger Unterschied reicht jedoch nach unseren

[1]) Später habe ich mich überzeugt, dass vollkommen identische Formen bei den Mikroorganismen in den Kulturen vorkommen, und dass also ihre Deutung als Schmarotzer berechtigt ist. (Demonstrirt in Lunds Läkaresäuskap den 31. X. 1900.)

jetzigen Kenntnissen von der Wandelbarkeit des Archiplasmas gewiss nicht aus, um die betreffenden Zellen von ihren Nachbarn zu trennen, und dies um so weniger, als wir nicht supponiren können, dass den Metazoënzellen so ähnlich sehende Mikroorganismen überhaupt vorkommen.

Die Züchtung der von mir beschriebenen Gebilde gelingt unschwer in einer mit Fettderivaten versetzten, reducirenden Nährflüssigkeit von alkalischer Reaktion.

Die Formen aber, in denen die Organismen in den Kulturen vorkommen, sehen nun, wie die vorgelegten, bescheidenen Tafeln zeigen sollen, beim ersten Anblick so eigenthümlich und vielgestaltig aus, dass ich gar keine Hoffnung gehegt habe, dass Sie, meine Herren, die Geschöpfe gleich anfangs als Mikroorganismen anerkennen sollen. Indessen ist kein Zweifel daran, dass sie wirklich lebende Wesen sind. Dafür zeugt ihre leicht zu controllirende Vermehrung in den Kulturen, ihre direct zu beobachtenden, selbstständigen, ganz eigenartigen Bewegungserscheinungen, die zum Theil Wanderungen im Präparate bewirken, zum Theil Theilungsfenomene sind, und weiter die direct zu verfolgende Entwickelung der verschiedenen Formen auseinander.

Organismen dieser Art sind bisher unbekannt geblieben. Ihre typisch entwickelten Formen zeigen jedoch unzweideutig, dass sie ihre Stellung im System in der Nähe der frei lebenden Rhizopoden finden müssen, obschon sie augenscheinlich auf einer noch niedrigeren Stufe stehen geblieben sind. Es giebt unter ihnen mehrere verschiedene Arten, von denen eine Gruppe in den eigentlichen Rhizopoden und Foraminiferen ihre nächsten Verwandten findet. Eine andere Gruppe bildet Organismen, die sich in Form und Entwickelungsgang den Sporidien nähern, und von einer Geschwulstart habe ich in zwei Fällen eine Art von Mikroorganismen gezüchtet, die sich durch das Vorkommen unzweifelhafter Sichelformen den Hämosporidien zugehörig sicher erwiesen.

Schon aus den bisherigen Befunden ist es also zu entnehmen, dass uns hier eine ganze Klasse niederer Organismen entgegentreten, in der noch Ordnungen und Genera zu unterscheiden sind, und des weiteren, dass diese Klasse augenscheinlich die Lücke zwischen den Rhizopoden und den Sporidien, die noch in unseren Kenntnissen besteht, ausfüllt.

Von der allgemeinen Morphologie und dem Entwickelungsgang der rhizopodoïden Organismen gestatte ich mir hier einige weitere Angaben zu machen, die die bezüglichen Angaben in der Mittheilung im Centralblatt f. Bact. d. J. ergänzen sollen, wobei jedoch nur auf die protoplasmatischen Gebilde Bezug genommen wird. Die dort gegebene Eintheilung der Formen der Organismen ist nur in morphologischem Sinne zu verwerthen und darf nicht auf verschiedene Entwickelungscyklen bezogen werden, denn die verschiedenen Formen gehen unvermittelt in einander über und sie sind nicht an eine bestimmte Grösse der Individuen gebunden.

Die zellulären Gebilde besitzen einen oder mehrere oft concentrisch geschichtete, stark färbbare Kerne. Sie wechseln in Form und Grösse innerhalb weiter Grenzen. Aus ihnen geht die Entwickelung in zwei Richtungen vor sich. Einerseits entstehen aus ihnen plasmodiale Gebilde — Pseudoplasmodien — durch fortgesetzte Theilung der Zellen, indem die entstehenden Tochterelemente in organischem Verbande mit einander bleiben, dabei aber einzelne Zellen oft in protoplasmatische Bänder und Stränge umgeformt werden, ohne dass sie deshalb ihre Natur als selbständige Individuen einbüssen. Einzelne Zellen aus dem Pseudoplasmodium entwickeln sich nun zu den von mir sogen. typischen Rhizopodformen, das heisst Zellen, die in ihrem Bau den beschalten Rhizopoden und Foraminiferen principiell ganz entsprechen. Sie sind als die gewissermassen höchste Entwickelungsstufe der Organismen zu betrachten. Die Rhizopodformen können sich theilen, wobei jede Art ihre besonderen, von ihrem eigenartigen Bau bedingten Wandelungen durchmacht. Ihre phylogenetische Stellung war ich noch nicht im Stande festzustellen.

In anderer Richtung geht die Entwickelung der zellulären Gebilde (in den Präparaten) nach den eigenthümlichen Erscheinungen hin, die durch das Aussenden längerer oder kürzerer Fäden und Schläuche karakterisirt sind, und die mit den Geisselformen der Coccidien und Hämosporidien einerseits, mit der Bildung der Sporoducten der Gregarinen andererseits zu vergleichen sind. Diese Bildungen stammen aus den Zellkernen der Organismen. Der Kern tritt, von einer dünnen Protoplasmaschicht umgeben, aus der Zelle heraus, indem er in dünnwandige, doppelt kontourirte Blasen zerschnürt wird. Diese einzelnen Blasen wandeln sich in längere oder kürzere Schläuche oder Fäden um, die oft lang ausgestreckt in der umgebenden Flüssigkeit flottiren. Das übrige Protoplasma der Zelle bleibt als Restkörper zurück[1]).

Die Fäden sind contractil, werden ausgestreckt und eingezogen, führen aber geisselnde Bewegungen im eigentliehen Sinne nicht aus. Wie die Sporoducten der Gregarinen[2]) werden sie in sporenartige Körperchen zerschnürt, von denen zwei Arten zu unterscheiden sind: theils blasenförmige, etwas grössere Körperchen, die zu weiterer Entwickelung im Präparate befähigt sind; theils kleine mikrococcenähnliche homogene Körperchen, die keine Wachsthumserscheinungen aufweisen, die aber jedoch, wie es scheint, je einen dünnen Faden, in dem ich eine Mikrogamete vermuthen will, entsenden können. Wie ersichtlich bin ich geneigt, die zwei Arten von Sporen auf eine geschlechtliche Vermehrung der Organismen zu beziehen.

Die aus den menschlichen Geschwülsten gezüchteten Organismen sind für weisse Mäuse pathogen. In jedem Falle, wo sie geeignete Zellarten treffen, rufen sie eine wahre Geschwulstbildung hervor. Von den bisher erhaltenen Impftumoren lege ich Ihnen, meine Herren, Präparaten von drei Tumoren vor, die nach der Einimpfung verschiedener Kulturen entstanden sind, und die wohl nur als epitheliale Geschwülste bezeichnet werden können. Und ich darf vielleicht die Aufmerksamkeit darauf richten, dass es bisher Niemandem gelungen ist, eine progrediente epitheliale Geschwulstbildung experimentell hervorzubringen.

Für die Aetiologie der menschlichen Geschwülste haben nun meine Untersuchungen ergeben, dass anatomisch und klinisch gleichartige Geschwülste dieselbe Art von den Organismen enthalten, während verschiedenartige Geschwülste, auch desselben Organes, verschiedene Arten einschliessen, und ich bin schon jetzt im Stande einige ätiologische Krankheitsgruppen anzugeben, obschon es an Zeit dafür mangelt. Für die Carcinome insbesondere bedeutet dies, dass sie keine ätiologisch einheitliche Krankheit bilden, die wir mit beispielsweise der Tuberkulose zu vergleichen haben, sondern dass sie eine ganze Gruppe von ätiologisch verschiedenen, in infectioneller Hinsicht aber einander nahestehenden

---

[1]) Cf. Thélohan: Rech. sur les Myxosporidies. Bull. scient. T. 26. 1895.

[2]) Cf. Balbiani: Leçons sur les Sporozoaires 1884 — Stylorynchus, Clepudrina u. a. — Aimé Schneider: Tableaux Zoologiques 1896 u. a.

Krankheiten sind, die wir mit sämmtlichen infektiösen Granulationsgeschwülsten in eine Reihe zu stellen haben.

Discussion.

Herr Hansemann constatirt, dass der eine von Herrn Sjöbring demonstrirten Impftumoren von der Form ist, wie ihn H. zwei Mal bei weissen Mäusen spontan hat entstehen sehen. Der andere Tumor ist zunächst seiner Natur nach nicht genau zu erkennen, man müsste erst das Präparat genau durchsehen können.

Herr Sjöbring: Der hier demonstrirte Tumor ist an der Einimpfungsstelle entwachsen. Mir sind keine derartige Geschwülste aus der Literatur oder anderswo bekannt.

Herr Orth: Ich bitte um Aufschluss darüber, ob in den vorgelegten Impfgeschwülsten dieselben Formen von Organismen wie in den primären wiedergefunden wurden, ob sie eventuell gezüchtet und zu neuen Experimenten benutzt wurden.

Herr Petersen fragt an, ob Herr Sjöbring in gutartigen Tumoren nicht auch Aehnliches gefunden hat.

Herr Jürgens: Die mikroskopischen Präparate des Herrn Sjöbring zeigen nach meiner Ansicht nichts von den vielen und bunten Formationen, die der Herr uns in den Zeichnungen demonstrirte. Ich muss gestehen, das Sjöbring's Abbildungen nichts enthalten, was auf bekannte Formen von Protozoen hinweist. Es wäre deshalb sehr zu wünschen, die mikroskopischen Präparate, von denen die Zeichnungen entnommen, zu sehen.

Herr Lubarsch: Ich möchte gern wissen, ob alle die beschriebenen Gebilde aus Kulturen stammen und alle Parasiten sein sollen?

Herr Sjöbring: In zweien von den Impftumoren sind dieselben Organismen, wie in der zur Impfung verwendeten Kultur nachgewiesen. In dem dritten ist dieses versäumt. Neue Impfungen sind mit ihnen nicht gemacht. — Aus einigen gutartigen Tumoren (Kystovarium, Struma u. a.) sind entsprechende Organismen gezüchtet. — Die Uebereinstimmung der „Rhizopodformen“ mit den beschalten Rhizopoden fällt jedem Sachverständigen auf. — Leider gestatten mir die äusseren Umstände keine eingehende Demonstration. — Die blau und schwarz gezeichneten Abbildungen (sämmtliche Figuren in 4 Tafeln) sind nach Formen aus Kulturen in lebendem Zustande gefertigt.

XIII.

Herr Jürgens-Berlin:

Ueber Protozoën bei Carcinom.

In der Absicht, meine Herren, Ihnen meine mikroskopischen Befunde bei Carcinom zu demonstriren, habe ich diesen Vortrag angekündigt. Die mikroskopischen Präparate, welche ich hier zu diesem Zwecke aufgestellt habe, zeigen Ihnen die Protozoen aus dem Bronchialsecret bei Carcinom der Lunge. Später nach diesem Befunde habe ich ähnliche Parasiten, zwar in viel kleinerer Form, in der Muskulatur des Herzens bei einem Fall von Lungenkrebs gefunden, worüber ich vor nicht langer Zeit in der Berliner medicinischen Gesellschaft ausführliche Mittheilungen gemacht habe.

Bei der Betrachtung der Parasiten aus dem Bronchialsecret wird jedem Kenner die Aehnlichkeit auffallen, welche zwischen diesen Organismen und den Sarkosporidien bestehen; in der That halte ich auch dieselben für Sarkosporidien, aber ich will gleich hier hinzufügen, dass meiner Meinung nach dieser Befund, obgleich von grossem Interesse, doch nicht völlig beweisführend dafür ist, dass diese Parasiten die Krankheitserreger des Krebses seien. Denn obgleich dieselben Organismen im Krebs und in Krebszellen eingeschlossen in grosser Zahl vorkommen, so ist doch die Frage, welche Bedeutung diese Protozoen für die Entwicklung des Krebses haben, auf dem Wege der experimentellen Forschung zu lösen, d. h. gelingt es durch Einführung dieser Parasiten in den Thierkörper, Krebs zu erzeugen, so würde die Ansicht, dass diese Sarkosporidienart in der That der Krankheitserreger des Krebses sei, eine unzweifelhafte Bestätigung finden. Ich darf wohl bemerken, dass derartige experimentelle Arbeiten von mir unternommen, leider jedoch noch nicht zum Abschluss gekommen sind.

Indessen, meine Herren, hat dieser Befund noch eine andere und zwar eine zoologische Bedeutung. Ueber die Entwicklung der Sarkosporidien wusste man bisher sehr wenig. Seit Balbiani werden dieselben zu der Klasse der Sporozoen gezählt und bilden als solche eine besondere Ordnung. Alle Arten, die man bis jetzt kannte, fanden sich entweder in der Muskulatur oder in der Bindesubstanz des Thierkörpers. Ihr freies Vorkommen in einem Secret war bis jetzt nicht beobachtet. Nun ist es nicht unwahrscheinlich, dass die bis jetzt beobachteten Formen der Muskeln in gewisser Hinsicht Dauercysten darstellen. Zunächst unterscheiden sich die Ihnen hier demonstrirten Formen von den Miescher'schen Schläuchen der Muskeln, dass die Umhüllungsmembran ausserordentlich zart ist, und man könnte im Zweifel sein, ob eine solche überhaupt vorhanden ist. Im Innern sehen Sie kleine und grosse Zellen und zwar in einer Substanz eingebettet, die fast homogen aussieht. Nur hier und da sieht man eine sehr zarte und zugleich glänzende granuläre Beschaffenheit des Protoplasma. Die Zellen sind ungleich gross, meistens mehr lang als breit, einzelne von polymorpher Gestalt. Neben diesen Zellen beobachtet man eine ziemliche Anzahl kleiner und kleinster Körper von starkem Glanze, homogen, also Körper, die man nicht ohne Weiteres für Zellen halten kann. Die bekannten halbmondförmigen Bildungen habe ich nirgends in diesen Schläuchen angetroffen. Neben diesen grossen Bildungen finden sich eine grosse Anzahl kleiner Parasiten vor, und zwar frei in dem Bronchialsecret, welche zum Theil eine grosse Aehnlichkeit haben mit den runden Zellen der Schläuche. Zugleich aber sehen Sie frei im Bronchialsecret die stark glänzenden runden homogenen Körper. Drittens aber grössere Formen. Einige von diesen sind polymorph, andere haben eine fast spindelförmige Figur; diese letzteren Formen zeigen oft nichts von Differencirung im Innern; zuweilen allerdings sieht man in dem fast homogenen Protoplasma feinste glänzende Körper runder Form, die in ihrem ganzen optischen Verhalten die gleichen Bildungen darstellen, wie sie frei im Bronchialsekret und auch in den grossen Schläuchen vorkommen. In dem ersten mikroskopischen Präparat konnten Sie alle diese Dinge mit Leichtigkeit sehen. In dem zweiten Präparat sehen Sie Parasiten im Zustande der Conjugation, und zwar sind es zwei polymorphe mittelgrosse Parasiten, welche aneinander gelagert sind. Dieselben sind von einer äusserst zarten glänzenden Membran umgeben, ihre Leiber sind so zart granulirt, dass man sie fast homogen nennen könnte. Die Erscheinung der Conjugation ist von grosser Bedeutung für bie Classification dieser Parasiten, und es scheint mir nicht unmöglich, dass die Sarkosporidien zu der Familie der Gregarinen zu zählen sind.

Ich will noch kurz hinzufügen, dass ich bis jetzt in den Geweben des Krebses grosse Schläuche dieses Parasiten nicht gesehen habe; unzweifelhaft sind die kleinsten Formen diejenigen, welche man am häufigsten antrifft. Aber ich kann mit Bestimmtheit sagen, dass es oft leicht ist, auch grössere Formen zu sehen. Auch habe ich mehrere Male den Parasiten im Zustande der Conjugation beobachtet; nirgends aber sieht man die Form des Parasiten so klar, wie in einem Bronchialsekret, und um Sie, meine Herren, hiervon zu überzeugen, habe ich Ihnen heute diese Präparate vorgelegt.

XIV.

Herr Askanazy-Königsberg i. Pr.:

Distomum felineum beim Menschen in Ostpreussen.

Ostpreussen geniesst bereits den medicinischen Ruf, unter allen Provinzen und Staaten des deutschen Reichs das einzige Gebiet zu sein, welches einen eigenen Lepraheerd bei Memel beherbergt. Ich will mir heute nun gestatten, Ihnen von einem zweiten Krankheitsheerde in Ostpreussen Mittheilung zu machen, der nicht nur der einzige in Deutschland bekannte, sondern der erste in Europa aufgedeckte Heerd eines eigenartigen Infectionsprocesses ist, welcher sich freilich in nosologischer und epidemiologischer Hinsicht mit der Lepra nicht zu messen vermag, aber doch gelegentlich zu den schwersten Krankheitszuständen führen kann. Es handelt sich um eine Infection mit einer Distomum-Art, die bisher nur in den verborgenen Spalten der parasitologischen Literatur ihr Dasein gefristet hat. Der Königsberger Zoolog M. Braun[1]) hat bei seinen Untersuchungen über die Leberparasiten unserer Hauskatze festgestellt, dass sich in den Gallenwegen dieses Thieres ausserordentlich häufig besonders 2 Arten, Distomum felineum (Rivolta) und albidum (Braun) neben einer selteneren Art, Distomum truncatum vorfinden. Ich habe mich später von derselben Thatsache durch Untersuchungen von ca. 2 Dutzend Katzen überzeugt, welche die genannten Distomen so oft enthielten, dass ich nur eine Katzenleber frei davon fand. M. Braun hat nun ferner darauf[2]) hin-

---

[1]) Centralbl. f. Bakteriol. Bd. XIV p. 381 u. 422. 1893.

[2]) Ibid. Bd. XV. p. 602. 1894.

gewiesen, dass Winogradoff in Tomsk bei 9 Männern eine Distomum-Art aufgefunden hat, welche von ihm als D. sibiricum beschrieben ist und völlig dem Distomum felineum entspricht, übrigens dort auch in der Leber von Hund und Katze beobachtet wurde. Daraufhin äusserte Braun die Vermuthung, dass auch in Königsberg, wo ja die Katzen den Parasiten so oft beherbergen, in der Menschenleber gelegentlich einmal das Distomum felineum getroffen werden könnte. Ich habe damals bei den Sectionen den Gallenwegen meine besondere Aufmerksamkeit geschenkt; da der Befund aber negativ blieb, das Interesse allmählich verloren. Im Januar dieses Jahres wurde dieses Distomum unerwarteter Weise von neuem der Gegenstand eines weitergehenden Interesses In der Königsberger medicinischen Klinik Prof. Lichtheim's starb ein 58jähriger Mann aus einem kleinen Orte, Pustutten, im Kreise Heydekrug, bei dem die klinische Diagnose: Lebertumor mit Verschluss der unteren Hohlvene lautete. Von den Antecedentien des Patienten ist nur erwähnenswerth, dass er wiederholt an Bothriocephalen gelitten und bereits 2½ Jahre vor seinem Tode eine Geschwulst in der Lebergegend wahrgenommen hat. Bei der Autopsie fand ich bei dem nicht ikterischen, besonders in der unteren Körperhälfte hydropischen Manne einen sehr grossen Lebertumor von 7 Kilo Gewicht. Nur vom lateralen Abschnitte des rechten Leberlappens war noch ein Rest erhalten, im übrigen war das Organ in eine Geschwulstmasse aufgegangen, die an der Ober- und Unterfläche grossknollig hervortrat und mit dem sonst unveränderten Magen verwachsen war. Der Durchschnitt präsentirte ein gelbliches, gallertiges Gewebe, das einen visciden Saft lieferte und fettig nekrotische wie auch verkalkte Stellen in sich schloss. Aus einem ähnlichen Gewebe bestand ein Thrombus, der aus dem Lumen grosser linksseitiger Lebervenen in die Cava inferior etwas vorsprang. Metastasen hatten sich in mehreren Lymphdrüsen am Pancreas, am Peritonealüberzug der linken Zwerchfellhälfte entwickelt, ein zweiter isolirter Knoten lag in der Leber rechts vom Haupttumor. In der grossen Lebergeschwulst fielen nun alsbald eigenartige buchtige Canäle und kleine rundliche Hohlräume durch ihren schwärzlichen, schmierigen, breiigen Inhalt auf. Das Mikroskop offenbarte in demselben zahllose Distomen-Eier, schwärzliche Pigmentkörnchen und Eiterzellen, deren Kern gewöhnlich nicht mehr zu erkennen, deren Protoplasma fast durchgehends eosinophil granulirt war. Die Distomen-Eier waren klein, 26—30 μ lang, 13 μ breit, hatten eine bräunliche Schale, am spitzen Pole einen kleinen Deckel, der blasse Embryo liess sich durch Färbungen anschaulicher darstellen. Die Grösse der Eier sprach für das Vorhandensein des Distomum felineum in den Gallenwegen dieser Leber. Bei genauer Präparation der Gallengänge fiel an den letzteren in dem nicht krebsigen Lebertheile überall eine Erweiterung, Verdickung ihrer Wand, ein röthlicher oder blass gallig gefärbter Inhalt auf, der übrigens auch hier Distomen-Eier in grosser Zahl aufwies. Nach längerem Suchen gelang es aus den Gallengängen mehr als 100 Exemplare von röthlichen, platten Würmern zu isoliren, die etwa 1 cm lang und 2 mm breit, durchaus dem Katzendistomum in ihrer Organisation entsprachen. (Demonstration).

Was haben die Distomen in dieser Leber nun angerichtet? Wir müssen, um die pathologischen Wirkungen der Parasiten zu beurtheilen, zunächst die Veränderungen des nicht krebsigen Leberabschnittes ins Auge fassen und dann die Krebsbildung selbst berücksichtigen. An dem geschwulstfreien Lebergebiete beschränkt sich die Erkrankung im Wesentlichen auf den Bereich der periportalen Bindegewebszüge, in denen die dilatirten Gallengänge verlaufen. Im Umfange der Gallengänge fällt nun eine Neubildung eines ziemlich kernarmen Bindegewebes auf, das von vielen neugebildeten Gallengangssprossen und einzelnen zarten Blutkapillaren durchsetzt ist. Die neuen Gallenkanälchen, die zum Theil im Zusammenhange mit dem Epithel des Gallengangs, soweit dasselbe überhaupt erhalten ist, getroffen sind, präsentiren sich, als schmälere oder weitere Epithelröhrchen zuweilen von gewundenem Verlauf, auch dichotomisch verzweigt. Da, wo das interacinöse Bindegewebe an die Peripherie der Leberläppchen grenzt, liegen junge Gallenkanälchen in einem zellreichen Bindegewebe, in dem auch eosinophile Leukocyten zu bemerken sind. Hat das periportale Bindegewebe sich weiterhin zwischen den Acini entwickelt, so könnte man von einer leichten Cirrhose reden. An den Leberläppchen ist nur eine Hypertrophie einzelner Zellen und eine stellenweise hervortretende centrale Blutstauung zu beobachten. Diese Befunde sind zum Theil auch von Winogradoff an den Fällen in Sibirien erhoben, indem auch er entzündliche Veränderungen an den Gallengängen und cirrhotische Processe bei der histologischen Prüfung constatirte. Wir finden also eine Cholangitis catarrhalis und Pericholangitis fibrosa, oder, wie Virchow[1]) die ähnlichen Erscheinungen an den mit Distomum hepaticum behafteten Thierlebern nannte: chronische Choleporitis und fibröse Periporitis. Was nun aber unserem Befunde seinen besonderen Stempel aufdrückt, nämlich die Wucherung der Gallengänge, davon ist in den Publicationen Winogradoff's nichts vermerkt. Dagegen sind entsprechende Befunde von Zwaardemaker[2]) an der Hundeleber bei der durch Distomen, z. Th. der hier in Rede stehenden Art, erzeugten Cirrhosis parasitaria gefunden und abgebildet. Ich kann nun auf Grund eigener Untersuchungen behaupten, dass solche Gallengangsproliferationen bei den mit Distomen inficirten Katzen eine sehr gewöhnliche Erscheinung darstellen. Ja es kann zur Bildung vollkommen adenomatöser Wucherungen kommen, die makroskopisch bis pfefferkorngrosse Knötchen und Stränge bilden und etwas an die bekannten Coccidienknoten der Kaninchenleber erinnern. Uebrigens hat Boström[3]) auch bei einem menschlichen Infectionsfalle mit Distomum hepaticum in einer geschwulstartigen Induration des verengerten Ductus hepaticus atypische Epithelwucherungen beschrieben, die er mit entsprechenden Wucherungen bei anderen chronischen Entzündungen vergleicht. Dass übrigens auch bei Rindern, deren Leber Distoma hepatica enthält, in den verdickten Gallengangssträngen epitheliale Proliferation Platz greifen kann, entlehne ich sowohl eigenen Präparaten als auch der Abhandlung Schaper's[4]).

Bei der mikroskopischen Untersuchung des grossen Lebergewächses unseres Falles stellte sich zuvörderst heraus, dass dasselbe, seinem makroskopischen Aussehen entsprechend, den Bau eines Gallertcarcinoms darbot, dessen Zellnester vielfach nekrotisch

---

[1]) Internat Congress in Kopenhagen 1884 Bd. I. p. 110.

[2]) Virch. Archiv Bd. 120 p. 197.

[3]) D. Archiv f. klin. Med. Bd. XXXIII p. 657.

[4]) Die Leberegel-Krankheit der Haussäugethiere. Deutsche Zeitschr. f. Thiermedicin Bd. XVI, 1. Schaper sagt: „Die glanduläre Hyperplasie der Gallengangs-Schleimhaut ist in allen distomatösen Lebern, wenn die Erkrankung eine gewisse Intensität erreicht hat, zu finden." Für die Angabe, dass die drüsige Wucherung in den Thierlebern „maligne", destruirende Eigenschaften anzunehmen vermag, kann ich in den Schilderungen und Abbildungen Schaper's keine beweisenden Befunde entdecken.

erschienen, aber doch in den peripherischen Theilen der Krebskörper mehrfach noch Gruppen wohl erhaltener Zellen aufwiesen, welche den Epithelien kleinerer Gallengänge ähnlich sahen. Einzelne von dem Geschwulstgewebe durchwachsene Gallencanäle verriethen ihre ursprüngliche Natur durch die Einlagerung von Distomen-Eiern. Auch die oben erwähnten buchtigen Spalträume entsprachen nach ihrem Inhalte Gallengängen, in denen neben den Parasiten-Eiern noch ein schwärzliches Pigment besonders auffiel, das sehr wahrscheinlich von den Blut saugenden Distomen herrührt, deren Darmschenkel oft mit ganz analogen Pigmentkörnern erfüllt sind. Nach histologischer Durchmusterung mehrerer Geschwulstgebiete wurden in der Nähe des Leberhilus Bilder gefunden, welche für die Auffassung von der Genese dieses Lebertumors ausschlaggebend sind. Es zeigte sich ein grösserer Gallengang mit Epithelsprossen, welche zunächst den Bildern in dem nicht krebsigen Leberterrain durchaus entsprachen. Daneben fanden sich aber auf den Schnittserien Uebergänge dieser neuen Gallengangssprossen zu atypischen, drüsenähnlichen, und mehr soliden Epithelhaufen, die sich schliesslich unter Colloidbildung zu kleinen Nestern des Gallertcarcinoms umgestalteten. Es ist hervorzuheben, dass sich an keiner anderen Stelle des Tumors solche Bilder wieder fanden, dass sonst die Gallengänge entweder von Geschwulstbildung freigeblieben oder vom Tumorgewebe glatt durchwachsen waren. So müssen wir denn dieses Gallertcarcinom der Leber als Folge einer progressiven geschwulstigen Entartung des Epithels der grösseren Gallengänge ansprechen, in denen durch die Distomen die erste drüsige Wucherung ins Leben gerufen ist. Die Thatsache, dass sich nach $2^1/_2$jährigem Bestande des Krebsleidens noch kennzeichnende Bilder für die Histogenese des Processes auffinden liessen, ist wohl so zu erklären, dass in dem Gallengangssystem mit seinen durch die Parasiten ausgelösten Epithelwucherungen an verschiedenen Stellen und zu verschiedenen Zeiten die Disposition zur krebsigen Entartung gegeben war. Jedenfalls dürfte sich aus dieser Beobachtung der Schluss ergeben, dass das Distomum felineum in der Menschenleber nicht nur direct Gallengangswucherung, sondern indirect auch Gallengangskrebse hervorzurufen vermag, indirect desshalb, weil wir die letzte Ursache der schrankenlosen Epithelproliferation auch hier als unaufgeklärt bezeichnen müssen.

Dieser erste ostpreussische Fall von menschlicher Infection mit dem Katzendistomum ist demnach nicht nur als erster Infectionsfall in Europa, sondern auch durch seine ernsten pathologischen Consequenzen beachtenswerth.

Diesem ersten Falle sind nun schneller, als man vielleicht erwarten mochte, neue Beobachtungen gefolgt.

Als die Aerzte der Königsberger med. Klinik die Distomen-Eier in dem von mir oben geschilderten Krankheitsfalle gesehen hatten, entsannen sie sich, vereinzelte analoge Gebilde im Stuhle eines wegen Ischias in der Klinik behandelten Mannes, eines 44jährigen Hausirers aus Heydekrug gesehen zu haben. Von dem Patienten, welcher übrigens öfters lange Bandwurmketten entleert hatte, wurden nun Stühle zur Untersuchung verschafft und in denselben nun die nämlichen Distomen-Eier sicher festgestellt, wie ich bezeugen kann. So beherbergten denn 2 Männer, beide aus dem Kreise Heydekrug stammend, beide zeitweise nebenher mit Bothriocephalen inficirt, Distomum felineum in ihrem Körper. Doch das Material wuchs bald weiter an.

M. H., Mitte Juli dieses Jahres wurde in die Klinik Professor Lichtheim's ein 43jähriger Besitzer aufgenommen, der bis vor einem Jahre wiederholt Bandwurmketten in seinen Stuhlgängen bemerkt hatte. Seit 4 Monaten äusserten sich Schmerzen in der rechten Oberbauchgegend, seit 6 Wochen bestand zunehmender Icterus. Bei der Aufnahme stellte der Assistenzarzt Dr. Freund ausser starkem Icterus und Bilirubinurie bei dem kachektischen Manne einen sehr grossen, harten, höckrigen Lebertumor und mächtige Vergrösserung der Gallenblase fest. Da der Patient aus dem Kreise Heydekrug (Ort Karkeln) stammte, gedachte der Arzt der vor Ihnen eben dargelegten, von mir erhobenen Befunde, untersuchte den völlig entfärbten Stuhl und fand in demselben spärliche Eier von Distom. sibir. Daher wurde hier schon in der Klinik die Vermuthungs-Diagnose auf ein Distomum-Carcinom ausgesprochen und der primäre Tumor bei der Gallenfreiheit der Stühle und Vergrösserung der Gallenblase auf den entsprechenden Bereich der grossen Gallenwege lokalisirt. Kolikartig auftretende Schmerzen sprachen nicht dagegen, während es auffiel, dass die meist gallenfreien Stühle Distomen-Eier, zuletzt sogar in reichlicher Zahl, enthielten. Endlich wurde noch im rechten Auge eine Veränderung wahrgenommen, die als kleiner Tumor der Chorioidea gedeutet wurde. Unter den Erscheinungen des Kräfteverfalls und

Hydrops ging der Patient am 6. August Nachts zu Grunde. Bei der Section (am 7. August Vormittags) constatirte ich als wesentlichsten Befund ein primäres Carcinom der grossen Gallengänge und des Pancreaskopfes, welches 1 cm oberhalb der Papilla duodenalis begann und auf den Ductus hepaticus und cysticus sich fortsetzte. Dasselbe führte stellenweise zu einer stärkeren Infiltration der Wand der Gallengänge, hatte sich hinter dem Duodenum als apfelgrosser Knoten entwickelt und griff von hier auf die Wand des Duodenum und das Pancreas über. Zahlreiche metastatische Knoten sassen in der Leber und in den epigastrischen Lymphdrüsen, vereinzelte auch noch an einigen anderen Stellen. In den kolossal erweiterten Gallengängen, die sich schon an der Leberoberfläche als wurmartig gekrümmte breite Canäle abzeichneten, wie in allen erweiterten Aesten des Ductus pancreaticus fanden sich tausende Exemplare des Distomum felineum, einzelne lagen in demselben blutig-schwärzlichen Schleim eingebettet auch im Duodenum. Die Gallenblase war kolossal erweitert und etwas verdickt, mit einer schwärzlich-grünlichen blutigen Flüssigkeit erfüllt. — So war denn das Auftreten von Distomen-Eiern im Stuhle trotz des fast völligen Verschlusses der grossen Gallengänge durch die bisher noch nicht beobachtete Ansiedlung der Distomen in den Pancreascanälen aufgeklärt, dessen Ductus Wirsungianus durchgängig und leicht sondirbar befunden wurde. Aus den Ergebnissen der mikroskopischen Untersuchung sei hier nur in Kürze hervorgehoben, dass die stark erweiterten Gallengänge in der Leber eine bindegewebige Wandverdickung und reichliche Bildung drüsiger Epithelsprossen erkennen liessen. Interessant erscheint, dass sich in den Aesten des Ductus pancreaticus, in denen ganze Distomen-Durchschnitte oder Eier auffielen, völlig entsprechende Veränderungen zeigten, indem das Bindegewehe in ihrem Umfange erheblich vermehrt und von Blutgefässen und mehrfach auch von drüsigen, meist aus Becherzellen zusammengesetzten Schläuchen durchzogen war. Das neugebildete Bindegewebe hatte auch stellenweise die angrenzenden Pancreasläppchen durchwachsen und etwas zersprengt, so dass man von einem mässigen Grade interstitieller Pancreatitis sprechen durfte. Das primäre Carcinom präsentirte sich als ein Geschwulstgewebe mit ziemlich dichtgestellten rundlichen und strangförmigen Nestern aus grossen kubischen und polymorphen Zellen mit voluminösem Kern. Durch solches Gewebe waren die Wände der grossen Gallengänge in dem bezeichneten Umfange zerstört und auch der Kopf des Pancreas zum Theil ersetzt. Uebrigens grenzte sich die Neubildung nicht immer sicher von dem normalen Gewebe des Pancreas ab, so dass sich nicht leicht sagen lässt, von wo der Tumor sich zunächst entwickelt hat. Eines ist aber mit Sicherheit festzuhalten: Auch in diesem Falle hat sich die primäre Geschwulst im Bereiche derjenigen Organe etablirt, die von reichlichen Distomen heimgesucht waren, in den Gallengängen und im Pancreas. (Der kleine Augentumor stand mit dem Hauptleiden in keinem nachweisbaren Zusammenhang). — Schon vor dieser letzten Beobachtung tauchte der Gedanke auf, dass sich im Kreise Heydekrug und an den Ufern des Kurischen Haffes ein Distomen-Heerd befinden könnte, und diese Idee wurde durch den letztgeschilderten Fall weiter gestützt. Ich wandte mich daher an Herrn Dr. Kittel in Russ mit der Bitte, mir aus seinem Wirkungsbezirk Stühle von einigen Personen, die an Bothriocephalen litten, zur Untersuchung zu übersenden. Durch seine gütige Antheilnahme erhielt ich die Faeces von 6 Individuen mit Bothriocephalus-Eiern und bei zwei von diesen gelang es nach einigem Suchen, auch vereinzelte Distomum-Eier aufzufinden. So sind denn im Kreise Heydekrug schon 5 menschliche Infectionsfälle mit Distomum felin. beobachtet und zwei derselben einem Carcinom der von den Parasiten befallenen Organe erlegen[1]).

Die Localisation unseres Krankheitsheerdes wirft nun ein besonderes Licht auf die ungemein wichtige Frage, auf welchem Wege sich die Menschen mit dem in Rede stehenden Distomum inficiren. M. Braun (l. c. p. 427) hat für die Katzen bereits die Vermutung geäussert, dass sie die Parasiten durch die häufige Fischnahrung acquiriren; er sprach Fütterungsversuchen bei hiesigen Katzen wegen der hohen Procentzahl spontaner Infection keine Beweiskraft zu. Es ist nun weiter zu beachten, dass bei Seehunden, die nur Fischnahrung zu sich nehmen, die 3 Katzendistomen anzutreffen sind[2]). Für unsere Fälle menschlicher Infection möchte ich ebenfalls Fische als Infectionsquelle beschuldigen. Zunächst sei darauf hingewiesen, dass alle bisher bekannten ostpreussischen

---

[1]) Auch in den Gallengängen einer mir aus Russ von Herrn Dr. Kittel freundlichst übersandten Katze fand ich ca. 2 Dtz. Exempl. von Distomum felineum.

[2]) Vergl. P. Mühling, Helminthen der Wirbelthiere Ostpreussens. Arch. f. Naturgesch. 1898 Bd. I Heft I p. 24.

Fälle nebenher Bothriocephalen in ihrem Darm enthielten, deren Finnen bekanntlich in Fischen leben. Ein weiterer Hinweis auf die Infectionsquelle ist in der Localisation des Heerdes zu erblicken. Hier zu Lande ist nämlich bekannt, dass die Fischer an den Küsten des Kurischen Haffes rohe Fischspeisen zu verzehren pflegen. Verschiedene Fische, wie Zärthe, Aal, Hecht etc. werden in kleine Würfel zerschnitten und mit Salz und Pfeffer oder bisweilen auch mit Zusatz von Zwiebeln oder Essig genossen. So erklärt sich die ausserordentlich grosse Verbreitung von Bothriocephalus latus unter den dortigen Fischern. In Russ erzählten mir Arzt und Apotheker, dass auf 8 bis 10000 Seelen pro Jahr 2 bis 3000 Bandwurmmittel verkauft werden. —

Um nun die Fischart kennen zu lernen, aus denen die Distomen stammen, sind Fütterungsversuche erforderlich, die man natürlich nicht an Menschen, aber wohl an Katzen anstellen darf. Nur muss man zu dem Zwecke junge im Institut selbst geborene Kätzchen verwenden, bei denen das Experiment einsetzt, wenn die Thiere ausser der Muttermilch noch andere Nahrung zu nehmen anfangen. Ein Theil der Jungen wird mit einer bestimmten Fischart gefüttert, sonst so gehalten und ernährt, wie der andere Theil, der zur Controle keinerlei Fische erhält. Die mit 2 Fischarten bisher von mir ausgeführten Versuche haben bezüglich des Distomum felineum noch kein positives Resultat ergeben, doch hoffe ich durch Verfütterung weiterer Fischarten zu einem positiven Ergebniss zu gelangen.

Da die in Frage stehende Distomum-Art auch bei Hunden und Katzen anderer Länder gefunden ist, wird man auch an anderen Orten der hier mitgetheilten Befunde gedenken dürfen. Sind die Parasiten sehr spärlich, so könnte man sie wohl gelegentlich übersehen, und es empfiehlt sich daher, in einschlägigen Fällen ein paar Gallentröpfchen aus den Gallenwegen zunächst auf das Vorhandensein von Distomen-Eiern zu prüfen.

Discussion.

Herr Simmonds: Ich habe kürzlich bei Section eines an Beri Beri verstorbenen Inders in den Gallengängen eine andere Distomumart, Distomum spathulatum, angetroffen, welche ich Ihnen hier vorlege. Auch in diesem Falle fanden sich starke Wucherungen und Ausbuchtungen der Gallenwege, die an manchen Stellen Adenom ähnliche Bilder vortäuschten.

XV.

Herr Nauwerck-Chemnitz:

Perforation des Darms und des Pancreas durch eine Taenie.

Die Frage, ob Taenien beim Menschen selbstthätig den Darm zu durchbohren im Stande seien, pflegt von Zoologen und Aerzten verneint zu werden. Die immerhin seltenen Fälle, dass Taenien durch Darmfisteln nach Aussen oder in Hohlorgane des Körpers gelangten, deutet man dahin, dass der Parasit hier einfach pathologisch-vorgebildete Wege beschritten habe. Die Schnittpräparate, welche ich mir herumzugeben erlaube, stammen von der Leiche einer 68jährigen, an Magencarcinom verstorbenen Frau. Eine Taenia mediocanellata, welche in warmes Wasser verbracht, in lebhafte Bewegungen gerieth, hing der Innenwand der Pars descendens duodeni fest an; sie durchsetzte die Schleimhaut, welche eine quere, 4 mm lange, den durchtretenden Wurm fest umschliessende, schlitzförmige Öffnung mit blutig infiltrirten Rändern zeigte, 3 cm oberhalb und etwas links von der Papille. Weiter zog die Taenie unter mehrfachen Windungen und Knäuelbildungen durch den Kopf des Pancreas, erschien als Convolut an dessen oberer hinterer Seite, wandte sich wieder um, so dass der Scolex endlich im Drüsengewebe gefunden wurde. Die Präparate lassen den geschilderten Weg erkennen, der sich mikroskopisch durch Blutungen und Nekrosen der unmittelbaren Nachbarschaft kennzeichnete und bald den Drüsengängen folgte, bald mitten durchs Parenchym ging. Ductus choledochus und Wirsungianus waren frei. Da der Darm sowohl als das Pancreas keinerlei Veränderungen erkennen liessen, welche dem Parasiten die ungewohnte Bahn vorher frei gemacht hätten, bleibt nur die Annahme übrig, dass Taenien unter Umständen nicht bloss die Darmwand, sondern auch derbe parenchymatöse Organe activ perforiren können. (Vgl. Stieda, Centralbl. f. Bacteriologie Bd. 28, Nr. 14/15). (Demonstration von Präparaten.)

Discussion.

Herr Lubarsch: Ich habe kurz vor meiner Abreise einen Gänsedarm zugeschickt erhalten, in dem sich zahlreiche Taenien fanden, die fast überall die ganze Darmwand perforirt hatten. Dabei waren makroskopisch äusserst geringfügige Veränderungen vorhanden.

Herr Langerhans: Ich möchte im Anschluss an diese Demonstration kurz über einen Fall berichten, bei dem zwar kein Organ von einem Bandwurm durchbohrt wurde, der aber trotzdem, wie mir scheint, sich an das anreiht, was wir eben gehört haben. Es handelte sich um einen noch lebenden Bandwurm, scheinbar taenia saginata, der durch die Papille des Duodenum und den ductus choledochus hindurch weit in den einen Leberlappen hineinragte. Es bestand weder Icterus, noch wiesen während des Lebens irgend welche Erscheinungen auf eine Veränderung der Leber oder der Gallengänge. Bei Druck auf die Gallenblase entleerte sich aus der Papille Galle, ohne dass der Bandwurm sich bewegte. In dem gewöhnlichen Sectionsschnitt erschien der obere Abschnitt des Bandwurmes innerhalb eines Gallenganges. Das Präparat ist in der Sammlung des Krankenhauses Moabit aufgestellt. Ich muss es unentschieden lassen, wie lange der Bandwurm sich in den Gallenwegen aufgehalten hat. Beim Fehlen jeder Reactions- und Folge-Erscheinung vermuthe ich, dass der Bandwurm erst kurz vor dem Tode des betr. Individuum in die Gallenwege eindrang; es kann aber auch sein, dass das erst nach dem Tode geschehen war.

XVI.

Herr J. Orth-Göttingen:

Ueber traumatische anämisch-necrotische Infarcte der Leber.

Es sind bei unseren Versammlungen in den letzten Jahren wiederholt die verschiedenen sog. Infarctbildungen der Leber, sowohl die aus Verschluss von Pfortaderästen hervorgehenden, von mir zuerst als cyanotische, später von Zahn als rothe Infarcte bezeichneten Veränderungen wie die an Verschluss von Leberarterien sich anschliessenden necrotischen Infarcte und die aus Capillarverschluss hervorgehenden infarctartigen Herde bei Eklamptischen besprochen worden, aber es blieben unberücksichtigt die anämisch-necrotischen Infarcte, welche durch traumatische Zerreissungen der Leber bedingt werden. Es finden sich in der Literatur Angaben darüber, dass am Rande von Leberrissen das Gewebe eine Beschaffenheit dargeboten habe, wie das der embolischen Infarcte der Milz und der Nieren. So sagt z. B. Chiari bei Beschreibung einer solchen Leber [1]): „Mit der Bauchhöhle communicirte diese Höhle durch eine halbfaustgrosse Oeffnung und gegen die übrige Leber wurde sie durch eine stellenweise über 1 cm dicke Lage weisslichen vollständig necrotischen Lebergewebes begrenzt. Es verhielt sich in diesem Falle die zermalmte und necrotisch gewordene Leberpartie wie ein aus Embolie entstandener, anämisch necrotischer Herd in der Milz oder den Nieren." Ausserdem sind auch einige Fälle von traumatischen anämisch necrotischen Infarcten casuistisch mitgetheilt, aber eine genaue Angabe über solche Veränderungen ist mir nicht bekannt geworden. Aus diesem Grunde und weil bei den wenigen in der Literatur verzeichneten Fällen zum Theil irrthümliche Angaben über die Ursachen der Infarctbildung gemacht wurden, möchte ich hier an der Hand mehrerer eigener Beobachtungen einige Bemerkungen über diese Veränderungen machen.

Schon früher war mir bei 2 Fällen die Necrose von Leberzellen in der Umgebung von Rissen aufgefallen und ich hatte deshalb mikroskopische Präparate in der Sammlung des Institutes aufbewahrt.

In dem ersten, in Göttingen zur Section gekommenen Falle handelte es sich um einen überfahrenen Fuhrmann, welcher 6 Tage nach der Verletzung gestorben war.

Neben verschiedenen Weichtheilverletzungen und zwei Rippenbrüchen (X d, XI s) wurden an der Unterfläche des linken Leberlappens, zwischen diesem und dem Magen deutlich gallig gefärbte Blutgerinnsel gefunden. Im medialen Abschnitt des linken Lappens sass hier ein strahliger Riss, dessen Ränder meist kaum 1 mm, nur an einer Stelle 4 mm weit klafften. Auf einem Durchschnitt war ein Ast des Risses bis zu einem 3,5 cm von der Oberfläche entfernten grösseren Pfortaderast zu verfolgen. Sämmtliche Rissränder fühlten sich viel derber an als die Umgebung.

Die Erklärung für die Härte der Rissränder ergab die mikro-

[1]) Prag. med. Wochenschrift 1884 Nr. 18: Tod 21 Tage nach der Verletzung.

skopische Untersuchung, welche in den Rissrändern eine über je mehrere Läppchen sich ausbreitende Necrose des Lebergewebes enthüllte. In den centralen Abschnitten waren die ganzen Leberläppchen necrotisch, nur das periportale Gewebe zeigte Kernfärbung und enthielt auffällig viele Gallenkanälchen, in deren Zellen Mitosen gefunden wurden; nach dem Rande der geschädigten Stelle zu waren nur die centralen Theile der Läppchen necrotisch, in der Peripherie derselben aber eine mehr oder weniger grosse Anzahl von Leberzellen, ebenso wie das periportale Bindegewebe mit seinen Einschlüssen, gut erhalten. Einige der Randläppchen zeigten nur eine partielle Necrose, indem der nach dem Riss zu gelegene Abschnitt bis zur Centralvene nur necrotische Zellen hatte, die übrigen Abschnitte aber gar keine. Die Capillaren waren meist deutlich zusammengefallen, ihre Kerne auch zwischen ganz necrotischen Leberzellen noch gefärbt, vielfach enthielten sie rothe Blutkörperchen, besonders in der Nähe der Blutergüsse am Riss. Das periportale Bindegewebe zeigte überall besonders in den Randabschnitten der necrotischen Theile eine zellige Infiltration mit vielen gelapptkernigen Zellen.

Der 2. Fall betraf einen 42jährigen Mann, welcher von einem Fahrstuhl gegen die Decke gequetscht worden war. Es war ein Bruch des letzten Brustwirbels zu stande gekommen mit Lähmung beider Beine, der Blase und des Mastdarms, Bruch mehrerer Rippen. Am 5. Tage trat hohes Fieber auf, als dessen Ursache eine Pneumonie angenommen wurde. Das Sensorium blieb bis zu dem am 8. Tage erfolgten Tode frei.

Die Section ergab ausser dem der Hauptdiagnose entsprechenden Befund in den uns zugesandten Lungen und Leber nur geringfügige Veränderungen: in den Lungen kleine bronchopneumonische Herde und Fettembolie geringen Grades, in der Leber mehrere Einrisse, welche durch die Kapsel eine kleine Strecke weit in das Lebergewebe eindrangen. Mikroskopisch zeigten sich in diesem kleine Blutergüsse, sowie eine mangelnde oder schlechte Färbbarkeit der Kerne der Leberzellen, sowohl zwischen den kleinen Blutherden, wie unter der Kapsel noch eine Strecke weit über dieselben hinaus. Im Bereiche der Necrose waren die Capillaren leer, während sie in dem anstossenden Gewebe theilweise sogar sehr stark gefüllt waren. In dem periportalen Bindegewebe am Rande der necrotischen Abschnitte zeigte sich eine geringe zellige Infiltration.

An diese Befunde wurde ich wieder erinnert durch einen ausgezeichneten Fall von traumatischer Lebernecrose, welchen Herr Privatdozent Dr. Beneke freundlichst unserer Untersuchung zugänglich machte. Da mein früherer Assistent Herr Dr. Heile diesen Fall ausführlich beschreiben wird, so beschränke ich mich hier darauf zu bemerken, dass eine ausgedehnte anämisch-necrotische Infarcirung des Lebergewebes vorhanden war, deren Aehnlichkeit mit der embolischen Infarcirung der Nieren und der septisch-embolischen Necrose der Leber selbst sofort in die Augen sprang und sowohl an der vorliegenden farbigen Abbildung wie an dem conservirten Präparat ohne weiteres erkannt werden kann. Auch die mikroskopische Untersuchung ergab den von Niere und Milz bekannten durchaus entsprechende Befunde, mit der Besonderheit, dass ein sehr ausgesprochener Ring von sogen. Leukocytenhyperämie in den peripherischen Abschnitten, nicht genau am Rande der necrotischen Zone, sondern etwas nach einwärts, vorhanden war.

In den peripherischen Abschnitten der necrotischen Zone liess sich trotz der ausgedehnten secundären Veränderungen doch noch erkennen, dass in vielen Leberläppchen noch ein Theil der an das periportale, lebend gebliebene Bindegewebe anstossenden Leberzellen gut erhalten geblieben war.

Ueber die Ursache dieser Veränderung liess schon das von Herrn Beneke aufgenommene Sectionsprotokoll keinen Zweifel, da dasselbe bemerkt, dass in der Tiefe des Risses, in dessen Umgebung der infarcirte Gewebsabschnitt lag, ein zerrissener Ast der Pfortader und der sie begleitenden Arteria hepatica zu sehen gewesen sei. Auch bei der mikroskopischen Untersuchung wurden die Risse in den beiden Gefässen in der Nähe des infarcirten Theiles gefunden, so dass es wohl keinem Zweifel unterliegen kann, dass die Infarcirung nicht aus einem Verschluss irgend welcher Gefässe hervorgegangen, sondern dass sie die Folge eines völligen Mangels der Blutzufuhr war, weil das Blut sowohl des Pfordader- wie des Arterienastes statt in das zugehörige Lebergewebe durch die Risse in die Bauchhöhle lief. Hier war also durch die Funktionsunfähigkeit der beiden zuführenden Gefässe dasselbe erreicht worden, was in der Milz und Niere schon durch die Undurchgängigkeit der Arterie allein bewirkt wird. Um einen rückläufigen Venenstrom zu erzeugen, dazu reichte offenbar bei den in dem anämischen Theil schnell eintretenden Ernährungsstörungen, welche die Hindernisse für die Blutströmung rasch zunehmen machten, der Druck in den Lebervenen nicht hin, deren Wurzeln in dem necrotischen Gewebe ebenso wie die Capillaren völlig frei von Blut waren, und nur, wie erst die Weigertsche Fibrinfärbung ergab ganz lockere Fibringerinnsel enthielten, wie solche in etwas reichhaltigerer Menge, mit einigen Leukocyten gemischt in den grösseren Aesten vorhanden waren.

Dass eine solche Infarcirung sich sehr schnell ausbilden kann, lehrte ein bei uns zur Section gekommener Fall in welchem der Tod schon am nächsten Tag nach der Verletzung (genau nach 30 Stunden) eingetreten war. Da fand sich entsprechend einer hämorrhagischen Infiltration des Zwerchfells in der Höhe der rechten Kuppe, eine Ablösung des Zwerchfells von der Leber und in dieser eine wallnussgrosse, mit Blut gefüllte, fetzig gestaltete Höhle, in welche man sowohl von verschiedenen in die Cava mündenden kleineren und grösseren Lebervenen, wie von einem Pfortaderaste aus mit der Sonde leicht hineingelangen konnte. In dem an die Höhle anstossenden Lebergewebe sah man deutlich blasse, frischen Niereninfarcten im Aussehen gleichende, bis über 1 cm breite Abschnitte, welche sich mikroskopisch als beginnende anämisch-necrotische Infarcte mit deutlichem Leukocytenring erwiesen. Die Blutgefässe waren völlig leer, die Leberzellen waren alle noch deutlich erkennbar, aber stellenweise schon kernlos, schollig, und wo Kerne gefärbt waren — es war dies allerdings noch bei der Mehrzahl der Zellen der Fall —, da waren sie deutlich weniger gefärbt als in den anstossenden unveränderten Gewebsabschnitten. An den gefärbten Schnitten hebt sich auch makroskopisch (Demonstration) der infarcirte Theil durch seine blässere Färbung sehr deutlich von der Umgebung ab, um so mehr als er durch den dunkel gefärbten Leukocytenring scharf abgegrenzt erscheint. Unter dem Mikroskope erweist sich dieser Ring allerdings nicht als die Grenze des geschädigten Theiles, sondern nur als die Grenze des gleichmässig der Necrose entgegengehenden, da ausserhalb desselben noch in der Breite mehrerer Lobulusdurchmesser eine partielle beginnende Necrose zu erkennen ist, welche fast durchweg in den centralen Abschnitten der Lobuli sitzt, deren Capillaren und Centralvenen auch durch Leukocytenreichthum ausgezeichnet sind.

Da auch in diesem Falle wie in dem vorigen jede Spur von

septischer Infection fehlte — nach Microorganismen wurde vergeblich gesucht —, so dass also die Leucocytenanhäufung mit entzündlichen Vorgängen, etwa einer demarkirenden Eiterung, gar nichts zu thun hat, sondern der Ausdruck einer schweren Kreislaufstörung ist, da ferner die Gefässe in dem infarcirten Theil völlig blutleer sich erwiesen, so kann man auch hier mit vollem Recht von einer einfachen anämisch-necrotischen Veränderung reden.

Zu dem Falle mag im Uebrigen noch bemerkt werden, dass es sich um eine mit Drehung verbundene Quetschung des Rumpfes durch einen Fahrstuhl handelte und dass sich in ausgeprägter Weise die neuerdings unter der Bezeichnung Druckstauung zusammengefassten Erscheinungen ausgedehnter Hyperämie und Hämorrhagien am Hals und Kopf vorfanden.

Da Herr Coll. Braun den Fall in dieser Richtung litterarisch schon verwerthet hat[1]), so will ich nur noch erwähnen, dass besonders auch an der Schleimhaut der Nasenhöhlen und ihrer Nebenhöhlen sowie im orbitalen Fettgewebe reichliche Blutungen vorhanden waren, während das Gehirn völlig frei von Blutungen befunden wurde. Von sonstigen wichtigeren Veränderungen fanden sich an der Leber ausser der genannten Infarcirung noch einige subcapsuläre Blutergüsse und oberflächliche Kapselrisse, ferner im retroperitonealen Gewebe eine ausgedehnte blutige Infiltration, besonders auf der linken Seite, wo die Niere eine beträchtliche Verschiebung erfahren hatte. In der Bauchhöhle waren etwa 100 ccm Blut. Die Lungen erwiesen sich mikroskopisch voller ausgedehnter Fettembolien.

Was aus den traumatischen Infarcten der Leber unter Umständen werden kann, das ergiebt der Befund in der Leber eines Ueberfahrenen, welcher 4 Wochen nach der Verletzung gestorben war. Obwohl die Leber in sehr faulem Zustande in unsere Hände kam, so konnte doch noch festgestellt werden, dass an der Grundfläche des Organes ausgedehnte Zerstörungen stattgefunden hatten und dass an der convexen Oberfläche mehrfach deutlich erkennbare infarctartige Necrosen von gewöhnlichem Verhalten vorhanden waren. An einer Stelle fand sich Eiter an der Leberoberfläche wie am Zwerchfell, sowie ein wallnussgrosser Eiterherd in der

---

[1]) H. Braun, Stauungsblutungen nach Rumpfcompression, D. Ztsch. f. Chir. LVI S. 183, 1900.

Leber. Dieser stellte aber nicht eine einfache Abscesshöhle dar, sondern enthielt, von Eiter umspült, einen festeren Körper, welcher schon makroskopisch wie necrotisches Lebergewebe aussah. An mikroskopischen Schnitten trat durchaus das Bild eines anämisch-necrotischen Lebergewebes hervor, in dessen Innerem keine Mikroorganismen sich färben liessen. Sprach schon dies dagegen, dass es sich etwa um einen septisch-embolischen Infarct gehandelt habe, so lässt die klinische Beobachtung keinen Zweifel, dass man es hier mit einer secundären Eiterung zu thun hat. Die Verletzung, bei der auch eine Infraction der 10. Rippe zu stande gekommen war, hatte am 14. Mai stattgefunden, erst am 22. traten peritonitische Erscheinungen auf, welche die Einlieferung in ein Krankenhaus veranlassten. Bei der dort vorgenommenen Eröffnung der Bauchhöhle wurde eine grosse Gallenansammlung in der Bauchhöhle festgestellt. Die Bauchhöhle wurde nach Entleerung und Reinigung drainirt; es floss in den nächsten Tagen fortwährend Galle ab, Fieber war kaum vorhanden. Nach etwa 8 Tagen trat plötzlich eine Blutung in die Bauchhöhle auf, welche sich am 11. Juni wiederholte. Die Bauchhöhle wurde nun wieder eröffnet; es fanden sich zahlreiche Verwachsungen, ein blutendes Gefäss aber nicht, so dass man sich mit der Tamponade begnügen musste, die den Tod nicht aufhielt.

Sonach nehme ich an, dass im Anschluss an ein Trauma, welches besonders an der Grundfläche der Leber im Bereiche grösserer Gallengänge und Blutgefässe Zerstörungen und Schädigungen bewirkte, mehrfache anämisch-necrotische Infarcte an der Leberoberfläche zur Ausbildung kamen, von denen der eine dann durch eine secundäre demarkirende Eiterung losgelöst wurde und so den Sequester in dem subphrenischen Leberabscess bildete.

An den anderen necrotischen Herden fanden sich als Beweis, dass sie nicht etwa erst in der letzten Lebenszeit entstanden sein konnten, ganz ähnliche reparatorische Veränderungen wie in dem ersten Falle, nämlich Bindegewebswucherung am Rande des necrotischen Gewebes (Organisation des Abgestorbenen) und Gallengangswucherungen als Beginn echter Regeneration (nach Kern- und Zelltheilungen an dem lebendig gebliebenen Lebergewebe als Ausdruck compensatorischer Hypertrophie wurde bei dem schlechten Zustande des Präparates nicht weiter gesucht). Ich gehe aber auf diesen Theil der Befunde hier nicht weiter ein, da Herr Heile im

Anschluss an den ersten Fall ausführlicher über solche berichten wird.

Es liegt mir fern, aus diesen wenigen Beobachtungen von Infarctbildung bei traumatischer Leberruptur allgemeine Grundsätze abzuleiten, aber wenn ich berücksichtige, dass ich in allen fünf daraufhin untersuchten Fällen von Leberzerreissung die Anwesenheit der necrotischen Stellen am Rande der Risse feststellen konnte und dass auch in der Litteratur schon ähnliche Angaben vorliegen, so glaube ich doch sagen zu dürfen, dass derartige Veränderungen, wenn nicht regelmässig, so doch offenbar in der Mehrzahl der Fälle vorhanden sind. Erfolgt der Tod bald nach der Verletzung, so heben sich die geschädigten Stellen weniger von der Umgebung ab, können auch leicht durch Blutgerinnsel verdeckt werden, so dass sie nur bei besonders darauf gerichteter Aufmerksamkeit erkannt werden. Eine Vermehrung der Consistenz des Gewebes kann die Erkennung fördern.

Betreffs der Entstehung der Veränderung könnte man wohl zunächst an eine Art von Commotionsnecrose denken, allein selbst für diejenigen Fälle, deren Pathogenese nicht so klar liegt, wie in dem dritten Falle, bei dem wohl Niemand an etwas Anderes als an eine Kreislaufstörung denken wird, scheint mir die Blutleerheit der Gefässe, die scharfe Abgrenzung des Lebenden gegen das Abgestorbene, die theilweise Necrose einzelner Läppchen, in dem einen Falle auch die schnelle Ausbildung der Störung durchaus dafür zu sprechen, dass mangelnde Blutströmung die Ursache für die Necrose ist, dass daher die Bezeichnung anämisch-necrotische Infarcirung gerechtfertigt ist.

Dies gilt sicherlich für die Fälle, bei welchen ein Leukocytenring am Rande der infarcirten Abschnitte gefunden wird, da dessen Auftreten eine Kreislaufstörung ähnlich der bei embolischem Verschluss von Aesten der Nieren- oder Milzarterien beweist. Dass ich bei den Leberinfarcten verhältnissmässig so häufig den Leukocytenring gefunden habe, findet entsprechend den Ausführungen Guillebeau's für die Niereninfarcte darin seine Erklärung, dass in diesen Fällen der Tod unter Verhältnissen eingetreten ist, bei welchen eine erhebliche Herabsetzung des Blutdruckes zweifellos ist.

In den Ausnahmefällen, wo in den Capillaren noch Blut gefunden wird, dürfte es sich wie bei den embolischen hämorrhagischen Infarcten der Nieren um Besonderheiten handeln, welche an der allgemeinen Thatsache nichts ändern, dass unmittelbar mit der Gewebszerreissung in Verbindung stehende Kreislaufstörungen der Necrose zu Grunde liegen.

Discussion.

Herr Lubarsch: Ich habe in meiner Arbeit über die Parenchymzellenembolie im Jahre 1893 einen Fall beschrieben, in dem bei einem $3^1/_2$jährigen Mädchen im Anschluss an einen Sturz aus dem Fenster, wobei es auf die rechte Seite gefallen war, im Verlauf von zwei Tagen sich im rechten Theil der Leber und rechten Niere anämisch-necrotische Infarcte ausbildeten, die mit den beschriebenen völlig übereinstimmten. In diesem Falle handelte es sich aber doch wohl mehr um Commotionsnecrosen, da Rupturen der Organe nicht vorhanden waren und sich die Infarcte nur auf der vom Trauma betroffenen Seite fanden.

Herr Chiari: Ich bin der Meinung, dass bei der Necrose von Leberparenchym an der Grenze von Leberrissen ausser der durch Herrn Professor Orth zweifellos dargethanen Bildung anämisch-necrotischer Infarcte auch die direkte traumatische Ertödtung des Leberparenchyms eine Rolle spielt.

Herr Orth: Herrn Lubarsch gegenüber bemerke ich, dass sein Fall von dem meinigen wesentlich verschieden ist, da kein Riss in der Leber vorhanden war; in meinen Fällen sassen die Necrosen in unmittelbarem Anschluss an Risse. Gegenüber Herrn Chiari weise ich darauf hin, dass auch in meinen Fällen die Necrosen ausgedehnt waren und im wesentlichen längs des Risses sassen. Da nun die mikroskopischen Befunde (besonders auch Leukocytenring) dieselben waren wie in dem typischen Gefässzerreissungsfall, so glaube ich annehmen zu dürfen, dass auch die Ursache die gleiche ist, nämlich Anämie durch Zerreissung von Gefässen.

XVII.

Herr v. Baumgarten-Tübingen:

Experimentelle Untersuchungen über die Histologie der Hodentuberkulose.

Der Versuch, die Histologie des Hodentuberkels auf experimentellem Wege zu erforschen und damit manche noch nicht definitiv gelöste Frage der Histogenese dieses Gebildes womöglich zur Entscheidung zu bringen, ist meines Wissens bisher von anderer Seite noch nicht gemacht worden. Diese Lücke in dem sonst ziemlich geschlossenen Kreise unserer Kenntnisse über die Histolegie des Experimentaltuberkels in den verschiedenen Organen dürfte z. Th. wohl darauf zurückzuführen sein, dass es mit einigen Schwierigkeiten verknüpft ist, eine zu histogenetischen Studien geeignete Form der experimentellen Hodentuberkulose zu erzielen. Allerdings ist es ja einfach und leicht, den Hoden durch direkte intraparenchymatöse Injection von T.-B. tuberkulös zu machen. Aber dieser Infectionsmodus entspricht so wenig den natürlichen Verhältnissen, dass derselbe nicht in erster Linie zu empfehlen war. Nachdem es mir aber auf keine Weise geglückt, indirekt, d. h. auf hämatogenem oder urethralem Wege eine experimentelle tuberkulöse Infection des Hodens zu Stande zu bringen, bin ich schliesslich doch auf die direkte intraparenchymatöse Injection zurückgekommen. Gleichzeitig veranlasste ich aber Herrn Dr. Kraemer, eine Versuchsreihe mit intrakanaliculärer Injection der Bacillen vom Vas deferens aus vorzunehmen, da es fraglich war, ob bei intraparenchymatöser Injection die Bacillen in die Kanälchen eindringen würden.

Beide Versuchsreihen ergeben sehr klare und einander ergänzende Resultate.

In meinen Versuchen drang, wie nach Analogie mit anderweitigen intraparenchymatösen Injectionen zu erwarten war, die bacillenhaltige Injectionsmasse ausschliesslich innerhalb der Bahnen der Spalträume des interstitiellen Bindegewebes vor und die Bacillen wurden demnach, wie die mikroskopische Untersuchung lehrte, zunächst ausschliesslich in dem intertubulären Bindegewebe abgelagert. Hier vermehren sie sich und rufen daselbst unter Karyokinese der fixen Zellen des interstitiellen Bindegewebes die charakteristische Epithelioidzellen-Wucherung mit secundärer Leukocytenimmigration hervor. Die Hodenkanälchen, bereits durch die Injection mechanisch gelockert, werden durch die entzündliche Wucherung und Infiltration des intertubulären Bindegewebes mehr und mehr auseinandergedrängt und comprimirt. Ihre Epithelien fahren trotzdem eine Zeit lang fort, die unter lebhaftester Karyokinese einhergehende Thätigkeit der Spermatogenese zu entfalten; aber allmählig erlahmt und versiecht diese Thätigkeit doch, die physiologischen Mitosen werden immer spärlicher und schliesslich sistiren sie ganz. Inzwischen dringen die Bacillen z. Th. auch in die endotheliale, äussere Schicht der Wandungen der Kanälchen ein, Karyokinese und Epithelioidzellwucherung mit secundärer Leukocyteninfiltration daselbst bewirkend. Aber die feine elastische Grenzlamelle setzt dem Eindringen der Bacillen in das Epithel einen allem Anschein nach nicht unerheblichen Widerstand entgegen, denn man findet sie ziemlich spät — etwa 3 Wochen post injectionem — darin vereinzelt abgelagert. Um diese Zeit ist aber in dem erkrankten Gebiet das Hodenepithel durchweg necrotisch, in kernlose Schollen umgewandelt oder in Trümmer zerfallen, zu einer etwaigen activen Betheiligung an dem tuberkulösen Processe mithin vollkommen unfähig geworden. Es erscheint jedoch nicht nur nicht ausgeschlossen, sondern sogar wahrscheinlich, dass bei einem subtileren interstitiellen Infectionsmodus, als es diese directen interstitiellen Injectionen waren, also z. B. bei hämatogener Infection, das Hodenepithel in pathologische Wucherung gerathen und sich an der Production der epithelioiden Tuberkelzellen betheiligen würde. — Die von der intertubulären und peritubulären tuberkulösen Wucherung umschlossenen Lumina der Tubuli werden immer kleiner, die Epithelreste immer undeutlicher und verschwinden schliesslich vollständig und spurlos. Die aus den bindegewebigen und endothelialen Elementen des Interstitiums und der Tubuli hervorgegangene Neoplasie behauptet allein das Feld. Vier Wochen nach der Infection ist der an der Einstichstelle entstandene Knoten auf der Höhe seines Wachsthums angelangt; von da ab grenzt er sich nach aussen scharf gegen das normale Hodenparenchym ab und im Innern beginnen die, die Verkäsung einleitenden regressiven Metamorphosen. Eine von diesen Primärknoten ausgehende Dissemination von secundären Knötchen innerhalb des Hodenparenchyms oder ein Ascendiren des tuberkulösen Processes in das Vas deferens etc. habe ich bei diesen Versuchen nicht beobachtet; die Beobachtungszeit war offenbar hierzu zu kurz. Ich zweifle jedoch nicht, dass es gelingen werde, eine Ascension des tuberkulösen Processes vom Hoden aus auf die höher gelegenen Theile des Urogenitalapparates experimentell zu demonstriren.

Ein ganz anderes Bild als diese intraparenchymatöse lieferte die intrakanaliculäre Injection der Bacillen in den Versuchen des Herrn Dr. Kraemer. Ich möchte seinen Schilderungen nicht vorgreifen, will daher nur kurz bemerken, dass, während in meinen Versuchen eine im wesentlichen rein interstitielle Hodentuberkulose, wie wir sie beim Menschen nach hämatogeuer oder lymphogener bacillärer Infection zu erwarten haben, zu Stande kam, in den Versuchen des Herrn Dr. Kraemer eine exquisite pathologische Wucherung des Hodenepithels den Process der Hodentuberkulose eröffnet und eine hervorragende Rolle in der Production der charakteristischen epithelioiden und Riesenzellen der tuberkulösen Wucherung spielt.

In diesen letzten Versuchen ist es also gelungen, diejenige Form der Hodentuberkulose experimentell zu erzeugen und histogenetisch zu verfolgen, wie sie der überwiegenden Mehrzahl der Fälle von typischer Hodentuberkulose zu Grunde liegt — den Process der tubulär und zwar im Epithel der Tubuli einsetzenden und von da nach aussen, d. h. in die Tunica propria und das interstitielle Gewebe fortschreitenden Tuberkelbildung. Was bisher nur mehr Hypothese war, eine Entstehung der Hodentuberkulose durch Eindringen von Tuberkelbacillen in die Lichtungen der Nebenhoden- und Hodenkanälchen, ist jetzt erwiesen.

Discussion.

Herr Orth: Nicht über experimentelle Hodentuberkulose, sondern nur im Anschluss daran über einen besonderen Befund in einem tuberkulösen menschlichen Hoden erlaube ich mir eine Bemerkung zu machen. In den miliaren, im Centrum völlig verkästen Knötchen konnte man noch auffällig deutlich die ebenfalls necrotische Wand von Hodenkanälchen erkennen und in einem derselben, inmitten des käsigen Centrums eines Knötchens zeigten sich zahlreiche Spermien, welche in Haematoxylin sich stark gefärbt hatten. Eine

Mikrophotographie, bei schwacher wie bei starker Vergrösserung aufgenommen, lege ich vor.

Herr Simmonds: Ich habe die von Herrn Orth mitgetheilte Beobachtung mehrfach gemacht. Sowohl innerhalb ausgedehnter tuberkulöser wie auch syphilitischer Zerstörungen des Hodens habe ich bisweilen noch Spermatozoen in grosser Zahl angetroffen und es ist mir oft erstaunlich gewesen, wie lange diese Gebilde sich erhalten hatten. Weiterhin konnte ich oft in intakten Hodenkanälchen, wenn daneben der grösste Theil des Organs zerstört war, eine deutliche Spermatogenese nachweisen.

XVIII.

Aus dem pathologisch-anatomischen Institut zu Tübingen.

Herr C. Kraemer - Cannstatt:

Experimentelle Beiträge zum Studium der Hodentuberkulose.

Da, wie Sie eben gehört haben, das in das Hodenparenchym direct injicirte Tuberkelvirus nur eine interstitielle Tuberkulose erzeugte, so musste, um die eventuelle Betheiligung der Hodencanälchenepithelien zu studiren, ein anderer Infectionsweg eingeschlagen werden. Auch zum Vergleich mit der Hodentuberkulose des Menschen ist ja jene Methode nicht geeignet. — Da mir die Injection in die Arteria spermatica zunächst nicht gelang, so versuchte ich es mit dem Vas deferens, und zwar bei Kaninchen. Die Operation gelang gut, der Hoden blieb unberührt in seiner Hülle liegen, eine Eiterung trat nie ein, was beides zur Gewinnung eines klaren histologischen Bildes von Wichtigkeit ist. Es musste nur die Vorsicht gebraucht werden, das Vas defer. unter der Injectionsstelle zu ligiren, da sonst die unter einem gewissen Druck stehende Flüssigkeit wieder herauslief und so die ganze Umgebung inficirt hätte. Zur Operation kamen 7 Thiere; 2 davon wurden nur ligirt, bei den andern 5 wurde vorher ca. $^1/_3$ Spritze einer

Tuberkelbacillen-Aufschwemmung injicirt. Es starb ein Thier nach 7 Tagen, ohne besonderen Befund als Coccidiose. Die anderen Thiere wurden getödtet nach 14 T., 20 T., 3 und 4 Wochen. Die Organe kamen noch lebenswarm in die Fixationsflüssigkeit, theils Sublimat, theils Zenker'sche Flüssigkeit.

Das Resultat war folgendes: das Vas def. und der Schwanz des Nebenhodens waren ziemlich stark erweitert, besonders in den späteren Stadien, auch bei den einfach ligirten. Die Lumina waren strotzend gefüllt mit Spermatozoen, bei den tuberkulösen Thieren auch mit zelligem Inhalt und massenhaft Bacillen. Die Spermatitenbildung in den Hodencanälchen war durch die einfache Ligatur einmal nach 20 Tagen nicht gestört, das andere Mal fehlte sie nach 14 Tagen; bei den tuberkulösen Thieren war sie stets vorhanden, falls der Hoden nicht selbst erkrankt war. — Tuberkulose des Hodens selbst erzielte ich nach 3 und 4 Wochen. Ganz vereinzelte Bacillen fand ich zwar schon nach 7 und 14 Tagen, aber nur in 3—4 Canälchen, wogegen im Nebenhodenkopf solche schon massenhaft vorhanden waren.

Die histologischen Veränderungen des Vas def. und des Nebenhodens sollen hier nicht berücksichtigt werden, weil nicht zum Thema gehörig. Im Hoden selbst fand ich nach 3—4 Wochen Folgendes: Zunächst fiel auf, dass gar keine Spermatitenbildung mehr zu sehen war; auch im Inhalt des Nebenhodens fehlten die Spermatozoen vollkommen. In den nicht specifisch erkrankten Canälchen sind nur noch 1—2 Zellschichten vorhanden, mit spärlichen physiologischen Mitosen; die Kerne, meist etwas blasser gefärbt, verschwinden nach innen zu vollständig. Hier ist nur eine blasse, netzförmige, structurlose Substanz zu sehen. Die erste specifische Veränderung beginnt nun intracanaliculär, gemäss dem Infectionsweg. Zuerst sieht man einige Zellen mehr in's Innere hervorragen, dann auch solche im Lumen frei oder mit der Wand zusammenhängend liegen. Diese Zellen vermehren sich immerzu, ihr Kern wird bläschenförmig, bleibt aber gut färbbar; der Zellleib wird grösser und dunkelfarbiger. Leukocyten sieht man da und dort, besonders in der Mitte in etwas grösserer Zahl. Während so allmählich das ganze Canälchen ausgefüllt ist, hat sich auch die Wand, die ja sonst nur eben sichtbar ist, in der deutlichsten Weise verändert und bildet jetzt 4—5 Lagen concentrischer, ringförmig angeordneter, platter Zellen. Ich bemerke hier vorweg, dass in diesem Ring noch keine Bacillen zu sehen sind, oder dass sie von innen gerade erst einzuwandern beginnen. Es ist dies somit als einfach entzündliche Hyperplasie zu betrachten, ähnlich z. B. den Verdickungen der Pleura über tuberkulösen Heerden. Nun beginnt im Centrum der Canälchen ein Undeutlichwerden der Zellcontouren, die Kernfarbe diffundirt in die Umgebung, und dies setzt sich langsam nach der Peripherie fort, bis dass der Inhalt des Canälchens nun vollständig aus einer structurlosen Masse besteht. Die Wand mit den Ringschichten hat sich bis dahin auch wieder verändert. Die concentrischen platten Zellen nehmen eine breitere klumpigere Form an, bis dann der ganze Ring aus ähnlichen Zellen besteht, wie sie vorher im Canalinnern zu sehen waren. Jede dieser Zellen beansprucht nun mehr Platz als vorher, und schon darum muss sich die Wand erheblich verbreitern. Aber immer ist sie noch als Ring zu erkennen und hebt sich deutlich von dem intertubulären Gewebe mit den Gefässen und den Leukocyten in deren Umgebung ab. — Des Weiteren sieht man einzelne Zellstränge zwischen den intertubulären Gefässen hindurch, von einer Canalwand zur andern hinüberziehen, erst seltener, dann häufiger und breiter, bis schliesslich die einstige Ringform nicht oder kaum mehr zu erkennen ist. — Im Canälchen selbst hat einstweilen der vorher noch mehr körnige Inhalt einer homogeneren, rothgefärbten Substanz Platz gemacht, und diese Veränderung hat auch schon die inneren Theile der Wand ergriffen, wobei aber das einstige Lumen meist noch recht deutlich durch eine kleine Lücke (Alkoholschrumpfung) und durch die stellenweise noch erhaltene Basalmembran gekennzeichnet ist. — So weit ist der tuberkulöse Process nach 4 Wochen gediehen. Man sieht jetzt scheiben-, nieren- oder biscuitförmige Verkäsungen eingelagert in eine Masse epitheloider Zellen. Einige Gefässchen oder leukocytäre Züge und Gruppen deuten bisweilen noch an, wo die intertubuläre Abgrenzung einst statthatte. — Die einzelnen Lobuli aber heben sich noch deutlich von einander ab.

Was nun die Tuberkelbacillen betrifft, so sind sie schon in manchen der specifisch noch unveränderten Canälchen vereinzelt zu finden, offenbar erst eingeschleppt. Je mehr Zellen vorhanden sind, desto häufiger findet man sie, bis sie schliesslich massenhaft, oft sternförmig in Zellen gruppirt, auftreten.

Bei Vorversuchen zu diesen Experimenten habe ich das Vas

def. einige Male mit Methylenblau injicirt. Dabei wurden das Vas def. und die korkzieherartigen Windungen am Schwanz des Nebenhodens stark aufgetrieben und blau gefärbt. Weiter sah man die Flüssigkeit nicht dringen. Ebenso glaube ich, dass auch die Bacillen nicht direct in die Hoden injicirt wurden, sonst hätte ich doch wohl mehr von solchen, zumal nach 14 Tagen, darin finden müssen. Ich glaube vielmehr, dass, begünstigt durch die sich steigernde Ausdehnung des Canalsystems in Folge des wachsenden Innendrucks der Inhalt allmählich von dem stark muskulösen Vas def. nach unten gepresst wurde, um so mehr, da ja der Weg nach oben verschlossen war. Die Bacillen sammelten sich somit am Ende der Canäle an, und so erklärt sich die scheinbar paradoxe Thatsache, dass bei der Infection des Vas def. die entferntesten Theile am stärksten ergriffen wurden, nämlich der Hoden, dann der Nebenhodenkopf u. s. w.

Wenn nun auch diese Experimente nicht ohne Weiteres mit den Verhältnissen beim Menschen zu vergleichen sind, so ist doch wenigstens die Möglichkeit der Entstehung der Hodentuberkulose von den Hodencanälchen aus damit bewiesen. — Was die Betheiligung der Epithelien der Hodencanälchen anlangt, so sind die intracaniculär angehäuften Zellen zweifellos auf eine Proliferation dieser Epithelien zurückzuführen, da schlechterdings keine andere Entstehungsmöglichkeit vorliegt — die Endothelzellen der Wand waren ja anfangs sehr scharf abgegrenzt —, und da diese Zellen sicher auch keine Degenerationsformen sind. Der definitive Beweis steht allerdings noch aus. Karyokinesen habe ich nämlich in den erkrankten Hodencanälchen keine gefunden, die übrigens hier wegen der schon physiologisch zahlreich vorhandenen Mitosen mit Vorsicht zu beurtheilen sind. Auch waren Riesenzellen in- und ausserhalb der Canälchen nur hier und da angedeutet. Die zu grosse Menge der Bacillen, vielleicht auch die Ligatur, haben da wohl störend gewirkt. Ich hoffe daher in weiteren, etwas modificirten Experimenten, mit denen ich beschäftigt bin, diese Dinge klarer stellen zu können.

Das Weiterschreiten des tuberkulösen Processes vom Canalinneren zur Wand, von da zum intertubulären Gewebe u. s. w., entspricht ganz dem, was wir, besonders seit den grundlegenden Untersuchungen Baumgartens, darüber wissen.

Das Weiterwandern der Bacillen ist überall durch das Auftreten von Epitheloidzellen markirt. Die sekundäre Rolle der Leukocyten bei der Entstehung des Tuberkels ist hierbei unverkennbar. (Folgt Demonstration von Abbildungen und mikroskopischen Präparaten.)

XIX.

Herr Lubarsch-Posen:

Ueber die diagnostische Bedeutung der sogenannten miliaren Lebergummata.

Unter miliaren Lebergummaten versteht man bekanntlich kleine, oft mit dem blossen Auge kaum wahrnehmbare Herde in der Leber von Neugeborenen oder zu früh geborenen Früchten. Nicht selten erscheint dabei die Leber nur auffallend gross; blutreich, fest und dunkelroth gefärbt, während in anderen Fällen in nicht wesentlich vergrösserten Lebern ganz diffus eingestreute graue oder leicht gelbliche kleinste Herde hervortreten. Histologisch erweisen sich diese Herde als Ansammlungen einkerniger runder Zellen, die sowohl intralobulär, als auch im interlobulären Bindegewebe gelegen sind, das selbst dabei mehr oder weniger ausgeprägte Wucherungserscheinungen aufweisen kann. Derartige Herde werden ziemlich allgemein — man vergleiche nur die Lehrbücher von Ziegler, Orth, Birch-Hirschfeld, Kaufmann, bei den Franzosen von Lancereaux — als charakteristisch für angeborene Syphilis angesehen. Da mir schon seit längerer Zeit Zweifel aufgestossen waren, ob in der That den gekennzeichneten kleinen Herden eine derartige diagnostische Bedeutung mit Recht zukommt, benutzte ich das ziemlich reiche Material von Neugeborenen und Föten, das mir in Posen zur Verfügung stand, zu systematischen Untersuchungen über diese Frage. Hierbei konnte ich bald feststellen, 1. dass derartige Herde bei Föten nur selten ganz vermisst werden, bei Neugeborenen im Alter von mehr als 1 Monat dagegen nur selten zu finden sind; 2. dass massenhafte Ansammlungen ‚miliarer Gummata' auch in solchen Fällen vorkommen, in denen sonstige sicher syphilitische Veränderungen in anderen Organen vollkommen vermisst wurden. Auch waren nicht ganz selten solche Fälle darunter, in denen der Kliniker trotz genauester Untersuchung bei den Eltern keine Anzeichen von Syphilis entdecken konnte und von diesen auch Syphilis entschieden in Abrede gestellt wurde. Wenn auch hierauf nicht sehr viel gegeben werden kann, so befand sich doch ein Fall darunter, bei dem wenigstens mit sehr grosser Wahrscheinlichkeit Syphilis ausgeschlossen werden konnte. Es handelte sich um eine bis dahin völlig gesunde Frau, die ihrem ebenfalls ganz gesunden, kräftigen und äusserst soliden Manne 6 ganz gesunde, noch lebende Kinder geboren hatte — niemals Abort- oder Frühgeburt. Vor ca. $1\frac{1}{2}$ Jahren erkrankte die Frau an Nephritis und nun kam es in der nächsten Schwangerschaft zur Frühgeburt von Zwillingen im 8. Monat. Die Placenta war übersät mit weissen Infarkten und in den Lebern beider Kinder, die schon makroskopisch kleine graue Knötchen erkennen liessen, fanden sich zahllose ‚miliare Gummata', durch welche die Leberstructur vollkommen verwischt erschien und eine Crompression der Leberzellenbalken zu Stande kam. — Noch sicherer gelang es aber in drei anderen Fällen das Vorhandensein von Syphilis auszuschliessen. Bei einer an eitriger Meningitis und Lungenabscessen verstorbenen Frau, die im ganzen Körper nicht die geringsten auf Syphilis zu beziehenden Veränderungen aufwies, fand sich im Uterus ein etwa $7\frac{1}{2}$ Monat alter Fötus. Die Section des Fötus ergab zahlreiche subepicardiale, subpleurale und subpiale Blutungen, feste, blutreiche vergrösserte Leber, in der sich mikroskopisch zahlreiche miliare Herde und geringe interlobuläre Bindegewebsvermehrung vorfand. In den anderen Organen keine syphilitischen Veränderungen. — In einem zweiten Falle, wo eine Frau im eklamptischen Anfalle unentbunden starb, konnte durch die Section das Freisein der mütterlichen Leiche von syphilitischen Veränderungen festgestellt werden. In der Leber des achtmonatlichen Fötus waren aber wieder reichlich die bekannten miliaren Herde vorhanden, während sowohl Lunge, wie Knochen und Gehirn keine Anzeichen syphilitischer Veränderungen darboten. In einem dritten Fall handelte es sich um ein 14 Tage altes Kind, das an einer von einer eitrigen Rhinitis her entstandenen eitrigen Meningitis zu Grunde gegangen war. Auch hier enthielt die Leber, wenn auch nicht in sehr grosser Zahl, typische miliare Rundzellenherde. Auch hier waren alle übrigen Organe frei von Syphilis und als einige Zeit später die Mutter an chronischer Lungentuberkulose zu Grunde ging, konnten auch bei ihrer Section keine syphilitischen Veränderungen gefunden werden. — Diese drei Fälle beweisen wohl mit Sicherheit, dass typische miliare Gummata in der Leber auch ohne Syphilis vorkommen können und sonach diese Bildungen nicht charakteristisch für Syphilis sind. — Nachdem dies zunächst festgestellt war, musste die Frage aufgeworfen werden, ob es nicht doch möglich ist, histologisch die syphilitischen von den nicht syphilitischen Herden zu unterscheiden. Es wurden daher zahlreiche verschiedenartige Färbungen — besonders auch mit Rücksichtnahme auf Zellgranulirungen — vorgenommen; es liessen sich aber durchgreifende Unterschiede nicht finden. Sowohl die syphilitischen wie die nicht syphilitischen Herde bestehen zum grössten Theil aus einkernigen Rundzellen, deren Protoplasma keine Granula aufweist; nur ganz ausnahmsweise kommen zwischen ihnen acidophile Zellen vor. Gelapptkernige Leukocyten sind in zweifellos syphilitischen miliaren Herden meist nur in sehr geringer Zahl vorhanden oder fehlen auch ganz, während sie in den beiden Fällen, wo frische infectiöse Processe bei der Mutter bezw. dem Neugeborenen bestanden hatten, reichlicher vorhanden waren. Ein ganz durchgreifender Unterschied liegt aber auch darin nicht, da in den Fällen, wo bei der Mutter Eklampsie bezw. Nephritis bestand, die Leberherde so gut wie frei von gelapptkernigen Leukocyten waren. Dagegen sind alle diejenigen Fälle, wie ich sie früher gelegentlich beobachtet habe, in denen man Mikroorganismen (Staphylo- und Streptococcen) in den Herden nachweisen kann, oder wo die Herde sich um necrotische Leberzellen herumgruppiren und überwiegend aus gelappt- und mehrkernigen Leukocyten bestehen, ohne weiteres von den syphilitischen Processen zu unterscheiden. — Ein Unterschied besteht in dem Verhalten des interlobulären Bindegewebes. In vielen Fällen von angeborener Lebersyphilis mit miliaren Herden besteht daneben eine ausgeprägte Bindegewebswucherung, während sie in den Fällen nicht-syphilitischer Herde meist völlig fehlt. Allerdings möchte ich nur eine ausgeprägte stärkere Bindegewebswucherung zur Differentialdiagnose verwenden, während geringe Bindegewebsvermehrung, wie einer meiner Fälle zeigt, auch ohne Syphilis vorkommen kann. — Was die Ursache der nicht-syphilitischen Herdbildungen anbetrifft, so scheint es mir wahrscheinlich, dass ähnlich wie im postembryonalen Leben, auch im intrauterinen infectiöse und toxische Stoffe eine Ansammlung einkerniger Zellen (Lymphocyten) veranlassen. — Ich komme daher zu folgenden Ergebnissen: 1. Die sogenannten miliaren Lebergummata sind nicht unter allen Umständen pathognomonisch für Syphilis. 2. In allen Fällen, in denen sonstige syphilitische Veränderungen im Körper des Fötus oder Neugeborenen fehlen, ist der Befund der miliaren Leberherde nicht genügend zur Stellung der Diagnose Syphilis. 3. Dies gilt ganz besonders dann, wenn bei der Mutter selbst acut infectiöse oder schwere toxische Erkrankungen oder bei dem Neugeborenen bezw. Foetus selbst infectiöse Processe vorhanden sind. 4. Differential-diagnostisch ist ausserdem noch das Verhalten des Bindegewebes und der Gehalt der Herde an gelappt- und mehrkernigen Leukocyten von Bedeutung.

Discussion.

Herr Marchand: Die Anschauung, dass die von Herrn L. untersuchten Rundzellen-Infiltrate nichts mit congenitaler Syphilis zu thun haben (wie Marchand mit vielen Anderen früher ebenfalls annahm), kann ich nur bestätigen. Im Anschluss an die eingehenden im pathologischen Institute in Marburg ausgeführten Untersuchungen von Saxer über die Entstehung der rothen und farblosen Blutkörperchen hat Marchand vielmehr die Ueberzeugung gewonnen, dass diese sogenannten miliaren Gummata nichts anderes sind, als die normalen Zellenanhäufungen wie in der foetalen Leber, die sich mehr oder weniger lange Zeit nach der Geburt erhalten können. Dass hierauf infectiöse Processe einen gewissen Einfluss haben ist nicht ausgeschlossen.

Herr Virchow hat die Bezeichnung Lebergummata gegeben, hat aber nicht behaupten wollen, dass die sogenannnten miliaren Lebergummata ein Beweis für Lues sind.

Herr Lubarsch: Meine Mittheilungen haben sich eben deswegen nicht gegen unseren verehrten Herrn Vorsitzenden gerichtet, da dieser nie behauptet hat, dass die sogenannten miliaren Gummate absolut characteristisch für Syphilis sind. Dass die als miliare Lebergummata bezeichneten Herde identisch sind mit den in den Lebern normaler Föten vorkommenden, mit der Blutbildung in Zusammenhang stehenden Herde, gebe ich zu. Diese Herde sind aber um so spärlicher, je älter der Fötus, und bei Neugeborenen können sie so gut wie ganz fehlen. Sind sie bei älteren Föten und Neugeborenen in grosser Anzahl vorhanden, so bedeutet das noch immer eine Störung in ihrer Rückbildung, also einen krankhaften Vorgang, der wohl häufig durch Syphilis, nicht selten aber auch durch andere Krankheiten bedingt ist. — Und das war es, was ich hier hervorheben wollte.

Herr Simmonds: Ich habe mehrfach bei zweifellos syphilitischen Kindern makroskopisch sichtbare miliare Gebilde in grosser Zahl gefunden, die mikroskopisch sich nur als Necroseherde ohne Anhäufung von Rundzellen präsentirten. Hat Herr Lubarsch ähnliches bei seinen Untersuchungen angetroffen?

Herr Lubarsch: Ich habe ähnliches nur einmal bei echter Syphilis, sonst nie beobachtet.

XX.

Herr Lubarsch-Posen:

Zur Kenntniss der Knochenbildungen in Lunge und Pleura.

Von den Knochenbildungen der Lunge haben besonders diejenigen grössere Beachtung gefunden, die in Form grösserer verästelter Gebilde, welche meist schon dem blossen Auge als Knochen imponirten, auftreten. Sie sind als so bemerkenswerte Befunde betrachtet worden, dass fast jeder einzelne Fall eine gesonderte, ausführliche Beschreibung und Bearbeitung gefunden hat und besonders die Beziehungen zu den echten Osteomen erörtert wurden. Dagegen sind die kleineren, mehr als kleine Knoten oder Platten auftretende Knochenbildungen, denen meistens makroskopisch die histologische Structur nicht angesehen werden kann, weniger berücksichtigt worden. Nur Orth erwähnt in seinem Lehrbuche, dass er in alten verkalkten Indurationsherden der Lungenspitze Knochen gefunden; ähnliches hat Bensen in seiner Dissertation beschrieben und auch Arnsperger hat in seinem Fall von verästelter Knochenbildung daneben Knochengewebe in Lungenindurationen gesehen. — Da die Frage der Knochenbildungen in der Lunge für die gesammte Metaplasiefrage von Bedeutung ist, so habe ich im Anschluss an eine zunächst vereinzelte Beobachtung systematische Untersuchungen theils selbst vorgenommen, theils durch meinen

Volontärassistenten, Herrn Pollack, vornehmen lassen. Bei einer 74jährigen Frau, die zahlreiche Knochenplättchen an der Lungenpleura aufwies, fanden sich in der Lungensubstanz neben verästelten Knochenstückchen auch gelbe verkalkte rundliche Herde, die man bekanntlich für gewöhnlich als verkalkte tuberculöse Partien bespricht, in denen sich aber um necrotische Gewebspartien deutlich feine Knochenbälkchen nachweisen liessen.

Es wurden nun systematisch alle derartige verkalkte gelbe Herde der Lunge auf das Vorkommen von Knochengewebe untersucht. Es ergab sich dabei das überraschende Resultat, dass in der That fast regelmässig in derartigen Herden Knochensubstanz vorkommt; unter 25 bisher gesammelten Fällen, war 18mal ein positives und nur 5mal ein negatives Resultat zu verzeichnen, während 2 Fälle noch nicht so genau untersucht werden konnten, dass ein bestimmtes Urtheil abgegeben werden könnte[1]. Im allgemeinen waren es ältere Personen von über 50 bis zu 85 Jahren, doch konnten auch bei Individuen von 6, 21, 35, 39, 40, 43 Jahren positive Befunde erhoben werden. — In nicht wenigen Fällen konnte schon bei der frischen Untersuchung Knochengewebe entdeckt werden, in anderen Fällen war eine äusserst subtile Untersuchung auf Serienschnitten nöthig, um die kleinen und nur vereinzelt auftretenden Knochenbälkchen zu entdecken und mag dies auch der Grund sein, warum bisher ähnliche Befunde von anderer Seite nicht erhoben worden sind. Was die mikroskopische Structur der Herde anbetrifft, so sieht man meist einen centralen krümlich necrotischen, mit Kalksalzen beladenen Herd, der allseitig von einer mehrfachen Schicht derben, kernarmen Bindegewebes umgeben ist.

Die dem Herde zunächst anliegende Bindegewebsschicht enthält reichlich Kalkkrümel und an sie schliesst sich direct das Knochenwebe an, das mitunter eine erhebliche Ausdehnung besitzt, nicht selten aber, wie schon erwähnt, nur in Form ganz kleiner, leicht übersehbarer Bälkchen auftritt. Die Knochenstückchen entsprechen in ihrem Bau meist dem spongiösen Knochen, da reichlich Knochenmark vorhanden zu sein pflegt; nur selten hat man es mit compacten, markarmen Knochen zu thun. Das Knochenmark

[1] Die inzwischen fortgesetzten Untersuchungen haben, soweit es sich um typische gelbe kalkige Herde handelt, 45 positive und nur 8 negative Resultate ergeben.

ist typisch gebaut, reich an Fettzellen, nur mitunter von fibrösem und schleimigem Character; fast regelmässig enthält es reichlich mit Kohlenstaub angefüllte Zellen. Die Umwandlung des Bindegewebes in Knochen scheint meist direct vor sich zu gehen, Osteoblastenbildung wurde nicht beobachtet, nur in einem Fall konnte ein knorpeliges Zwischenstadium nachgewiesen werden. Was den Sitz der Knochenherde anbetrifft, so lassen sich niemals Beziehungen zu knorpelführenden Bronchien nachweisen und wenn auch eine Betheiligung von Bronchiolenwandung nicht immer ausgeschlossen werden kann, so ist doch mitunter die Entwickelung des Knochens innerhalb von Alveolen ausgehend von den Alveolarsepten eclatant, was namentlich bei Anwendung der Weigert'schen Elastinfärbung deutlichst hervortritt. — Was die Entstehungsweise der beschriebenen Herde anbetrifft, so scheint die Ablagerung von Kalksalzen in den necrotischen Lungenherden den Anstoss zur Verknöcherung des Bindegewebes zu geben. — Von diesen beschriebenen, mehr einem chronisch-entzündlichen Vorgang das Dasein verdankenden Herden sind die viel selteneren, grösseren kugeligen Knochenbildungen zu trennen, die mehr als Osteome angesehen werden müssen, oder besser gesagt, ossificirende Enchondrome sind. — Wenigstens habe ich in dem einzigen Fall, der mir zur Untersuchung kam, aufs deutlichste den Ausgang des Knochengewebes von dem Knorpel der Bronchialwand nachweisen können. — Aehnlich kann man auch bei Knochenbildungen der Pleura mehr geschwulstartige von mehr entzündlichen Formen trennen. Freilich sind die Knochenbildungen der Pleura überhaupt sehr viel seltener, als die der Lunge. Trotzdem ich vielfach die bekannten sehr harten weissen Verdickungen der Lungenpleura untersucht habe, habe ich in ihnen weder Knorpel- noch Knochengewebe entdecken können. Dagegen kommen mitunter bei alten Leuten an der Lungenpleura ganz platte und flach aufliegende knochenharte graue Erhebungen vor, die die Structur von compactem Knochengewebe aufweisen und deutlich von dem pleuralen Bindegewebe sich entwickeln. Von anderer Art sind dagegen die mehr tumorartigen Pleuraosteome, die meist nicht unerhebliche Grösse erreichen, von knolliger und höckriger Oberfläche und unregelmässiger Gestalt sind. In den 3 Fällen, die ich gesehen (einen in Rostok, zwei in Posen) hingen die Gebilde nur durch einen feinen Faden mit der Lungenpleura zusammen. Histologisch enthielten sie neben derbem homogenem Bindegewebe stets

Knorpel- und Knochensubstanz, lassen aber auch zum Theil in erheblicher Ausdehnung necrotische Abschnitte erkennen.

Was die Beziehungen der beschriebenen Befunde zur Metaplasiefrage anbetrifft, so möchte ich hier hervorheben, dass sie gerade durch ihre grosse Häufigkeit und Regelmässigkeit beweiskräftig sind. Zwar wird ja z. Z. von den meisten Autoren zugegeben, dass die verschiedenen Bindegewebsarten in einander übergehen können — aber es fehlt doch auch nicht an solchen, die die Metaplasie gänzlich leugnen und geneigt sind, wenn sie an einem Orte, wo normaler Weise Knochensubstanz nicht vorkommt, solche finden, an embryonale oder postembryonale Gewebsvorlagerungen zu denken. Bei den im Ganzen nur sehr selten vorkommenden Verknöcherungen in der Arterienwand, von intermusculärem Bindegewebe etc. ist eine derartige Annahme nicht leicht zu widerlegen. Wenn man aber mit so grosser Regelmässigkeit, wie ich es beschrieben, Knochenbildungen um verkalkte Lungenherde auftreten sieht, kann man eben auf Grund der Regelmässigkeit und Häufigkeit der Befunde die Annabme von embryonaler oder postembryonaler Gewebsverlagerung zurückweisen. — Deswegen möchte ich in meinen Untersuchungsergebnissen ein gutes Beispiel für eine echte metaplastische Knochenbildung sehen.

Discussion:

Herr Orth: Ich habe vor einigen Jahren von Herrn Bensen in seiner Dissertation einen ähnlichen Fall von Lungenstein mit Knochenhülle beschreiben lassen; wir kamen ebenfalls zu der Anschauung, dass es sich um metablastische Knochenbildung handele. Er hat dabei auch die Knochenplättchen der Pia mater berücksichtigt, welche typische metablastische Knochenbildungen darstellen.

Herr Marchand erblickt in den Befunden des Herrn Lubarsch eine erfreuliche Bestätigung der Annahme, dass echter Knochen aus Bindegewebe überall dort entstehen kann, wo hinreichend Kalksalze zur Verfügung stehen, wo also Verkalkung vorausgegangen ist. Marchand erinnert an das vor längerer Zeit von ihm beschriebene Vorkommen von echtem Knochen in der Arterienwand bei Arteriosclerose, welches auch von Anderen mehrfach gefunden wurde, sodann an die von Herrn A. Barth angestellten Versuche mit Einführung von Knochenasche in die Bauchhöhle einer Katze, wo sich einmal eine beginnende Knochenbildung in der Umgebung nachweisen liess.

Herr Hansemann: Ich will die ganze Frage der Metaplasie hier nicht aufrollen und nur zu den Ausführungen des Herrn Lubarsch bemerken, dass es mir nicht erwiesen scheint, dass die Knochenbildungen in der Lunge nicht in Beziehung zu Knorpelbildungen stehen sollen. Wenn die Dinge so entstehen, dass sich zuerst ein necrotischer Herd bildet, der sich abkapselt und in dieser Kapsel Knochen sich entwickelt, so ist es doch schwer zu sagen, ob bei dieser reactiven Wucherung sich nicht Perichondrium betheiligt. Ich will nicht behaupten, dass es so sei, ich möchte nur behaupten, dass durch die Angaben des Herrn Lubarsch die Betheiligung des Perichondriums nicht ausgeschlossen ist.

Was die Pleura costalis betrifft, so findet man in dieser häufig submiliare und etwas grössere Knorpelinseln, und es gelingt zuweilen, den Zusammenhang mit den Rippen in einem dünnen Stil mikroskopisch nachzuweisen. Ich möchte aber damit natürlich die Knochenbildung aus Bindegewebe an anderen Stellen in keiner Weise leugnen, da sie ja mit Sicherheit nachgewiesen wird. In der Deutung differire ich etwas von den gewöhnlichen Anschauungen und behalte mir vor, bei anderer Gelegenheit ausführlich darauf zurückzukommen.

Herr Askanazy hat Knochenbildung in einer Laparotomienarbe im Bereiche der Aponeurose gesehen und glaubt auch, dass wir für manche Fälle ohne die Annahme der Metaplasie aus Bindegewebe, namentlich aus sehnigem, nicht auskommen.

Herr Morpurgo: Ich habe einmal Verknöcherung der Schleimhaut der Harnblase in Form von dünnen Lamellen gesehen. Unter den Knochenlamellen waren richtige Osteoblastenreihen zu sehen und von den Gefässen der Schleimhaut gingen Sprossen in Canäle des Knochens hinein. Es handelte sich um eine chronischen Cystitis in Folge von Steinbildung.

Was die künstliche Bildung von Knochen durch Einbringung von Kalk im Bindegewebe betrifft, so glaube ich, dass dieses nur unter besonderen Umständen möglich sei, da ich sehr viele diesbezügliche Versuche mit ausgeglühten Knochen ausgeführt habe ohne positive Resultate zu erzielen.

Herr Ponfick: Gegenüber den von Herrn Hansemann betreffs der metaplastischen Verknöcherung geäusserten Zweifel möchte ich an die Verknöcherungen erinnern, welche sich an einem so neutralen Gebiete, wie dem Muskelgewebe gar nicht so selten entwickeln. Hier beobachtet man nämlich, am häufigsten und unabhängig von jeder Beziehung zu irgend welchen Bestandtheilen des Skeletts, gar nicht so selten Verkalkungen umschriebener Bezirke der Adduktoren und zwar ist zunächst die contractile Substanz von der Infiltration betroffen. Weiterhin aber wird das intermuskuläre Gewebe mitergriffen und hieran schliesst sich alsbald eine so ausgeprägte Verknöcherung, dass hier eine echte Metaplasie lockeren fibrillären Bindegewebes im Knochengewebe unbestreitbar ist.

Herr Lubarsch: Ich habe den Hauptnachdruck bei meiner Mittheilung darauf legen wollen, dass mit einer förmlichen Regelmässigkeit in den beschriebenen Lungenherden Verköcherungen auftreten und deswegen sonstige Befunde von Knochenbildung aus Bindegewebe nicht erwähnt. Ich habe gerade darauf besonders geachtet, habe aber z. B. in der Pia mater cerebralis unter ca. 500 Sectionen nur ca. 14mal Knochenplättchen gefunden, dabei war noch meist Verwachsung mit der Dura vorhanden, so dass diese Fälle kein Beispiel für Metaplasie bilden. Noch viel seltener ist die Verknöcherung in den Arterien. Die beschriebenen Verknöcherungen in der Lunge sind aber sogar noch viel häufiger, wie die in der Choroidea, und scheinen mir dadurch gerade besonders deutlich für die Metaplasie zu sprechen.

Herr Chiari glaubt, dass Knochenbildung in verkalkten Arterien doch nicht so selten ist.

XXI.

Herr v. Baumgarten-Tübingen:

Ueber die histologische Differentialdiagnose zwischen tuberkulöser und gummöser Orchitis.

Meine Herren! Wenn es auch im Allgemeinen leicht ist, nach den zuerst von Virchow festgestellten Grundsätzen der makro- und mikroskopischen anatomischen Differentialdiagnosse Tuberkulose und Syphilis des Hodens zu unterscheiden, so kommen doch, wie bereits Virchow hervorgehoben, Fälle vor, in denen es schwer ist, beide Processe auseinanderzuhalten. Die gelegentlichen Schwierigkeiten der Unterscheidung haben sich im Laufe der Zeit eher vermehrt als vermindert.

Allerdings besitzen wir seit beinahe 20 Jahren in den specifischen Tuberkelbacillen ein absolut sicheres Kriterium der tuberkulösen Infection. Aber erstens ist in sehr chronisch verlaufenden und älteren Fällen — und diese sind es ja meistens, welche die Schwierigkeit jener Unterscheidung darbieten — der Nachweis der Bacillen durchaus nicht immer leicht zu erbringen und wird bisweilen vergeblich erstrebt; der negative Befund der Tuberkelbacillen schliesst also nicht mit Sicherheit die Tuberkulose aus; andererseits schliesst der positive Befund dieser Bacillen nicht die Syphilis aus, indem eine Combination von Syphilis und Tuberkulose vorhanden sein könnte. So wichtig und in vielen Fällen ausschlaggebend also auch die Tuberkelbacillen für die Differentialdiagnose sind und so unerlässlich die Untersuchung auf dieselben in zweifelhaften Fällen ist, so ruht doch auch heute noch in nicht wenigen Fällen der Schwerpunkt der Entscheidung in der histologischen Differentialdiagnose.

Nun sind ja gerade auch über die Histologie der Hodentuberkulose und der Hodensyphilis in den letzten 2 Jahrzehnten zahlreiche Specialuntersuchungen angestellt worden und ich selbst habe ein verhältnissmässig grosses Material im Laufe der Jahre genau mikroskopisch, sowohl histologisch als bakteriologisch, untersucht. Es sind mehr als 60 Fälle von Hodentuberkulose und 19 Fälle von Hodensyphilis, über welche ich nach meinen Untersuchungen Aufzeichnungen habe. Aber gerade die Bereicherung unserer Kenntnisse auf diesem Gebiete hat die histologische Differentialdiagnose mehr complicirt, als vereinfacht.

Nachdem Langhans die Riesenzelle des Tuberkels schärfer characterisirt und sie von anderweitig vorkommenden Riesenzellen abgegrenzt hatte, schien in diesen Langhans'schen Riesenzellen ein ganz charakteristisches histologisches Kennzeichen der Tuberkulose gegenüber der Syphilis gegeben zu sein. Nun fand ich aber, wie ich das schon in den Jahren 1876 und 1877 publicirt habe, typische Langhans'sche Riesenzellen und mit solchen ausgestattete tuberkelartige Knötchen in einer Anzahl von Producten, die ihren ganzen klinischen und makroskopisch-anatomischen Verhalten nach als Gummata oder Syphilome angesprochen werden mussten. Unter den hierher gehörigen Fällen befanden sich u. A. auch mehrere

Fälle von Hodenerkrankung, die theils von Professor v. Recklinghausen, theils von Professor Ernst Neumann als gummöse Affectionen des Hodens diagnosticirt worden waren. Was konnte man in der Zeit vor Entdeckung der Tuberkelbacillen daraus anders schliessen, als dass nicht nur die Tuberkulose, sondern auch die Syphilis die Fähigkeit besitze, Structurgebilde von der Form der Langhans-schen Riesenzelle und des Riesenzelltuberkels hervorzubringen? Das anfänglich negative Resultat meiner Untersuchung einschlägiger Fälle auf Tuberkelbacillen musste mich in der besagten Schlussfolgerung bestärken. Weitere Beobachtungen aber veranlassten mich, meinen Standpunkt in dieser Frage zu ändern: erstens der schon erwähnte Umstand, dass bisweilen auch in ganz unzweifelhaften Producten chronischer Tuberkulose die Tuberkelbacillen vergeblich gesucht oder erst nach langem vergeblichen Suchen vereinzelt darin gefunden wurden; zweitens das genaue histologische Studium einiger ausgezeichneter, zur Obduction gelangter Fälle von constitutioneller Syphilis, die ganz frei von irgend welcher Combination mit Tuberkulose waren und mich das reine unverfälschte, von der Tuberkulose doch so verschiedene Structurbild der wahren Gummigeschwulst aus eigener Anschauung kennen lehrten. In den pathologischen Producten dieser Fälle vermochte ich, trotz genauester Musterung vieler Hunderte von Präparaten, auch nicht eine einzige Langhans'sche Riesenzelle aufzufinden. Unter ausführlicher Publication dieser Fälle habe ich mich bereits im Jahre 1884 dahin ausgesprochen, dass jene „Syphilome" mit Langhans'schen Riesenzellen und Riesenzelltuberkeln wahrscheinlich entweder überhaupt keine Syphilome, sondern Tuberkel waren oder Mischformen von Syphilis und Tuberkulose darstellten. Was ich damals nur als wahrscheinlich bezeichnen konnte, ist jetzt fast zur Gewissheit geworden. Ich habe nämlich seither in fast allen Fällen von grossknotigen verkäsenden Granulationsgeschwülsten, mochten die klinischen Daten und das makroskopisch-anatomische Bild noch so sehr zu Gunsten ihres syphilitischen Ursprunges sprechen, Tuberkelbacillen gefunden, wenn die mikroskopische Untersuchung in ihnen das Vorhandensein Langhans'scher Riesenzellen oder von Riesenzelltuberkeln ergab, oft noch nach langem fruchtlosem Suchen. Auch in einigen der Tübinger Sammlung angehörigen Präparaten, welche von Schüppel als „Syphilome" etikettirt worden waren, habe ich bei mikroskopischer Untersuchung Langhans'sche

Riesenzellen und Riesenzelltuberkel und in ihnen die Tuberkelbacillen nachweisen können. Ob es sich bei diesen Producten, welche klinisch und makroskopisch-anatomisch als „Gummigeschwülste“ imponiren, mikroskopisch aber Langhans'sche Riesenzellen und Tuberkelbacillen enthalten, um locale Mischformen von Syphilis und Tuberkulose oder um reine Tuberkulose handelt, das dürfte mit absoluter Sicherheit, so lange wir die specifischen Mikroorganismen der Syphilis nicht kennen, wohl kaum zu entscheiden sein. Dass bei notorischen Syphilitikern klinisch als Syphilis imponirende, anatomisch aber als ganz reine Tuberkelerkrankungen sich erweisende Affectionen in den Geweben auftreten können, ist hinreichend bekannt. In Betreff des Hodens verfüge ich über einige derartige ganz eclatante Beobachtungen. Andererseits scheint mir aber kein Grund vorzuliegen, die Annahme einer Combination von syphilitischen und tuberkulösen Processen zu beanstanden für diejenigen Fälle verkäsender Granulome bei Syphilitikern, welche makro- und mikroskopisch das von Virchow festgestellte characteristische Bild der syphilitischen Organerkrankung darbieten, daneben aber auch die, die Tuberkulose kennzeichnenden mikroskopischen Erscheinungen, also Tuberkelstructur und Tuberkelbacillen, erkennen lassen. Das secundäre Auftreten von Tuberkeln in syphilitischen Producten ist bereits von Köster angegeben worden, Unna u. A. haben echte Tuberkel in den Narben von harten Schankern beobachtet, man wird daher auch am Hoden die Möglichkeit einer Combination von Syphilis und Tuberkulose nicht von der Hand weisen können, um so weniger, als gerade die Geschichte der Hodentuberkulose so reich ist an Momenten, welche zeigen, dass äussere Anstösse, wie Traumen oder vorausgehende anderweitige Erkrankungen dem Ausbruch der Tuberkulose Vorschub leisten.

Worin bestehen nun aber die wesentlichen histologischen Unterschiede zwischen den gummösen und tuberkulösen Processen, speciell am Hoden?

Ich glaube den jetzigen Stand der Frage unter Berücksichtigung meiner eigenen Untersuchungen folgendermassen zusammenfassen zu können:

Die syphilitische Neubildung besteht fast durchweg aus relativ kleinen Zellen, deren Formtypen sich in keiner Weise von den zelligen Elementen der normalen Wundgranulation unterscheiden.

Die tuberkulöse Neubildung besteht dagegen in ihren wesentlichen Bestandtheilen aus relativ grossen Zellen, den characteristischen Epithelioid- und Langhans'schen Riesenzellen. Selbstverständlich enthält die syphilitische Neubildung, wie jedes gewöhnliche Granulationsgewebe, ausser den kleinen, aus den Gefässen ausgewanderten Rundzellen auch noch grössere zellige Elemente, junge Bindegewebszellen (Fibroblasten, Ziegler), die histogenetisch mit den Epithelioidzellen der Tuberkulose, soweit dieselben aus Bindegewebszellen hervorgegangen sind, auf eine Stufe gestellt werden müssen; aber die Fibroblasten der syphilitischen Neubildung erreichen doch nur mehr ausnahmsweise die Grössenausbildung und den Kernreichthum der epithelioiden Tuberkelzellen und echte Langhans'sche Riesenzellen kommen in den reinen Fällen syphilitischer Wucherung nach meinen Beobachtungen überhaupt nicht vor. Hierzu kommt noch der sehr wichtige Punkt, dass die Fibroblasten der syphilitischen Wucherungen, mögen letztere nun diffus oder in Form grösserer oder kleinerer Herde (Knoten) auftreten, ganz gleichmässig vertheilt liegen und von den leukocytären Infiltrationen immer stark verdeckt werden, während die Epithelioidzellen der Tuberkulose in scharfbegrenzten Haufen und Nestern oder in grösseren Lagern beisammenliegen, grosszellige Knötchen oder Knötchengruppen bildend, die völlig oder fast völlig frei von Lymphocyten sein können. Etwas Derartiges kommt in den reinen Syphilomen gar nicht vor. Dagegen kann in gewissen sehr rasch verlaufenden Tuberkulosen die Epithelioid- und Riesenzellbildung sehr zurücktreten gegenüber den secundären Leukocyten-Infiltrationen, und dann kann es rein histologisch schwer fallen oder unmöglich sein, eine Unterscheidung von syphilitischen Wucherungen zu machen; doch gehört ein vollständiges Fehlen der Epithelioidzellennester und der Langhans'schen Riesenzellen auch in diesen Fällen von Tuberkulose zu den grossen Seltenheiten und schon eine einzige typische Langhans'sche Riesenzelle neigt die Waagschale der Wahrscheinlichkeit zu Gunsten der Tuberkulose. Doch ist derartigen Bildern gegenüber, wie überhaupt in allen zweifelhaften Fällen, die histologische Auffassung stets zu controliren durch die bacteriologische Untersuchung, die gerade hier, wenn es sich um Tuberkulose handelt, meist sehr leicht zu einem positiven Resultat führt, da in diesen so zu sagen

„kleinzelligen“ oder „lymphoiden“ Tuberkuloseformen die Tuberkelbacillen zahlreich vorhanden zu sein pflegen. Findet man in derartigen Fällen die Tuberkelbacillen nur in den Epithelioid- und Riesenzellen, und nicht auch in den „kleinzelligen“ Infiltraten, so ist die Möglichkeit einer Combination von Syphilis und Tuberkulose in Betracht zu ziehen, doch wird man diese Diagnose niemals allein auf das angegebene histologische Bild und den angegebenen Bacillenbefund gründen dürfen, da früher vorhanden gewesene Tuberkelbacillen zur Zeit der Untersuchung verschwunden sein könnten und da ferner natürlich auch eine Combination von spärlicher Tuberkelentwicklung mit gewöhnlichen chronisch entzündlichen Wucherungen dasselbe histologische Bild und denselben Bacillenbefund zu liefern vermag, wie eine etwaige Combination von syphilitischer Wucherung mit spärlicher Tuberkelentwicklung. Findet man keine Tuberkelbacillen, so ist in derartigen Fällen die Differentialdiagnose aus dem mikroskopischen Befund mit Sicherheit nicht zu entscheiden, falls nicht das Vorhandensein regressiver Metamorphosen und die Form derselben weitere Anhaltspunkte für die Unterscheidung an die Hand giebt.

Die syphilitischen Wucherungen sind durchweg gefässhaltig und gleichmässig capillarisirt; wahrscheinlich findet mit der Neubildung der Zellen gleichzeitig auch eine Neubildung von Blutgefässen statt; jedenfalls gehen die alten Gefässe in Folge der syphilitischen Wucherung nicht zu Grunde. Bei der Tuberkulose aber verschwinden im Bereiche der characteristischen Epithelioidzellenwucherungen die alten Gefässe vollständig und eine Gefässneubildung findet daselbst sicher niemals statt. Dieses Moment, die Gefässlosigkeit der tuberkulösen Wucherungen, welches ihnen natürlich auch im Stadium der secundären Leukocyteninfiltration erhalten bleibt, kann an Präparaten mit künstlicher oder guter natürlicher Injection sehr wohl mit zur Differentialdiagnose verwerthet werden.

Die syphilitische Wucherung hat auch in denjenigen ihrer Formen, welche wir mit Virchow als „gummöse“ bezeichnen, eine Neigung zur Bindegewebsbildung, die bis zur Production von spindelförmigen Faserzellen (Fibroblasten E. Neumann), ja sogar bis zur Bildung einer faserigen Intercellularsubstanz führen kann. Die tuberkulöse Wucherung hat als solche zwar auch die Fähigkeit zur Bindegewebsbildung, da sie grossentheils aus Sprösslingen von Bindegewebszellen besteht, aber die Tuberkelzellen bringen es gewöhnlich nicht über gewisse Anläufe zur Faserbildung hinaus, da sie in der Regel bereits sehr frühzeitig von dem Geschick der Necrose, der Verkäsung, ereilt werden. Nur im Lupus habe ich eine directe, d. h. ohne Dazwischenkunft der Verkäsung sich vollziehende Vernarbung von Tuberkelknötchen häufiger gesehen und den Vorgang beschrieben[1]); sonst aber erfolgt, nach meinen eingehend hierauf gerichteten Beobachtungen, der Process der Tuberkelvernarbung in der sehr grossen Mehrzahl der Fälle erst nach eingetretener Verkäsung der Tuberkelsubstanz unter Resorption der käsigen Masse und Ersatz derselben durch ein neugebildetes Bindegewebe. In den Syphilomen dagegen tritt die Verkäsung (gummöse Necrose) gar nicht selten erst im Stadium der directen bindegewebigen Metamorphose der syphilitischen Wucherung ein, so dass jene, wie central verkäste Fibrome oder Fibrosarkome sich ausnehmenden Bilder[2]) entstehen, von denen bis jetzt nicht sicher erwiesen ist, dass sie auch Producte einer tuberculösen Infection sein können.

Weitere wichtige Anhaltspunkte für die Unterscheidung giebt das Verhalten der gummösen Necrose gegenüber der tuberkulösen Gewebsverkäsung an die Hand. Der gummösen Necrose ist eigenthümlich, dass sie sehr viel langsamer, als die tuberkulöse Verkäsung zu einer vollständigen Vernichtung der Structur der Theile führt. Es ist sehr bezeichnend für die Gummigeschwülste gegenüber den Tuberkeln, die ja ebenfalls, wenngleich mehr ausnahmsweise, in jener für die Gummiknoten regulären Form grossknotiger harter Käsegeschwülste auftreten können, dass man häufig durch den Schleier der gummösen Mortification die Contouren der ursprünglichen Structur noch deutlich durchschimmern sieht, während in den tuberkulösen Käsemassen gewöhnlich, von sehr resistenten Theilen, wie den elastischen Fasern der Lunge etc. abgesehen, keine Spur der früheren histologischen Zusammensetzung mehr zu erkennen ist. Hiermit hängt nun eine höchst characteristische Erscheinung zusammen, welche ich für sich allein geradezu als

---

[1]) Cf. meine Abhandlung: Ueber Lupus und Tuberkulose, besonders der Conjunctiva, Virchow's Archiv, Bd. 82, 1880.

[2]) Cf. meine Abhandlung: Ueber gummöse Syphilis des Hirn-Rückenmarks etc., Virchow's Archiv, Bd. 86, 1881.

ausschlaggebend für die Differentialdiagnose erachten möchte, die Erscheinung nämlich, dass in den gummösen Nekrosen sich die Blutgefässe der syphilitischen Neubildung mit ihrem Inhalte ziemlich lange erhalten können, während in den tuberkulösen Necrosen selbstverständlich von Anfang an keine Spur von Blutgefässen zu erkennen ist, da die tuberkulöse Neubildung ja in den Theilen, welche der Verkäsung anheimfallen, vollkommen gefässlos ist.

Zu diesen allgemeinen Unterschieden kommen für die histologische Differentialdiagnose zwischen Hodensyphilis und Hodentuberkulose auch noch einige specielle Unterscheidungsmerkmale in Betracht, welche sich auf die verschiedene Localisation der Processe beziehen. Ich sehe auch hier von den allbekannten makroskopischen Verhältnissen ab und halte mich nur an die erst durch das Mikroskop festzustellenden Eigenthümlichkeiten.

Der syphilitische Process beginnt stets im interstitiellen Gewebe und greift erst secundär auf die Wand der Hodenkanälchen über. Der tuberkulöse Process beginnt dagegen in der überwiegenden Mehrzahl der Fälle in der Wand der Kanälchen und greift erst von hier aus auf das interstitielle Gewebe über. Gewöhnlich im Nebenhoden und zwar in der Wand der Kanälchen beginnend, pflanzt sich die Tuberkulose durch das Rete testis hindurch auf die Hodenkanälchen fort. Eine primär im Hoden beginnende Hodentuberkulose habe ich, ebenso wie Langhans, nur ein einziges Mal zu untersuchen Gelegenheit gehabt. Auch in diesen zwei Fällen bildeten die Hodenkanälchen den Ausgangspunkt der Erkrankung. Dass daneben auch eine interstitiell beginnende primäre Hodentuberkulose vorkommt, ist von Virchow festgestellt. Da diese Form nach Virchow am häufigsten bei ganz jungen Knaben, die an allgemeiner Miliartuberkulose leiden, gefunden wird, dürfte sie von vorn herein am wenigsten Veranlassung zu differentialdiagnostischen Schwierigkeiten bieten. — Der syphilitische Process bewirkt an dem Epithel der Kanälchen auschliesslich degenerative Veränderungen. Der tuberkulöse Process dagegen versetzt regelmässig das Epithel der Kanälchen im Bereiche der erkrankenden Theile in pathologische Wucherung und ein nicht geringer Theil der characteristischen Epithelioid- und Riesenzellen des Hodentuberkels stammt aus den Elementen dieser pathologischen Epithelwucherung.

Das ist das, was sich, wie ich glaube, nach dem derzeitigen Stand unseres Wissens über die histologische Differentialdiagnose zwischen den gummösen und tuberkulösen Erkrankungen, speciell denjenigen des Hodens, sagen lässt. Bei der Nachprüfung eines bereits so vielfach und von den competentesten Untersuchern bearbeiteten Themas konnte es sich naturgemäss weniger um die Auffindung neuer Einzelheiten als um eine Stellungnahme zu gewissen noch strittigen Punkten handeln. Für die Fachgenossen ist die Uebereinstimmung resp. Differenz meiner Aufstellungen mit den Ergebnissen der früheren Autoren leicht ersichtlich. In Uebereinstimmung mit der grundlegenden Bearbeitung und Darstellung Virchow's und den Resultaten der nachfolgenden Specialuntersuchungen, unter denen ich nur die Arbeit von Tizzoni und Gaule, die unter Orth's Leitung den Beginn der Hodentuberkulose in der Wand der Kanälchen (unabhängig von Malassez) feststellten, sowie die umfassenden und eingehenden histologischen Studien über beide Processe von Malassez und von Langhans besonders nennen will, halte auch ich nach meinen neueren, durch systematische Bacillenfärbung controlirten Untersuchungen die histologischen Processe bei Hodensyphilis und Hodentuberkulose für hinreichend verschieden, um eine Unterscheidung beider Processe resp. die Erkennung etwaiger Mischformen in zweifelhaften Fällen durch eine gründliche mikroskopische Untersuchung meist, wenn auch nicht immer, zu ermöglichen. Welchen Gewinn es für die Differentialdiagnose bedeuten würde, wenn wir, wie jetzt für die Tuberkulose, so in Zukunft auch für die Syphilis des Hilfsmittels eines specifischen Mikroparasiten uns bedienen könnten, braucht wohl kaum besonders hervorgehoben zu werden.

Discussion.

Herr Orth: Im Anschluss an die Bekanntgabe der Weigertschen Färbung elastischer Fasern habe ich versucht, für die auch von mir getheilte Ansicht, dass die Hodentuberkulose mit Vorliebe in den Hodenkanälchen und in ihrer Wand Veränderungen macht, klare Bilder zu erhalten. Dabei habe ich bemerkt, dass ungemein schnell in dsn tuberkulösen Herden die normal so reichlichen elastischen Fasern der Kanalwandungen (für den Nachweis durch die Weigert-Färbung wenigstens) völlig verschwinden. Da ich zu gleicher Zeit in einem fibrösen Hoden — es waren allerdings keine

Gummata vorhanden — ungemein reichliche elastische Fasern gefunden habe, so möchte ich die Vermuthung aussprechen, dass für die Differentialdiagnose die Beachtung der elastischen Fasern von Werth sein könnte. Jedenfalls betone ich nochmals den äusserst schnellen Schwund der elastischen Fasern in den tuberkulösen Hodenknötchen.

Herr Chiari: Mir erscheint sehr wichtig die von Herrn v. Baumgarten erwähnte Thatsache, dass der syphilitische Process im Hoden stets im interstitiellen Gewebe beginnt. Es bekräftigt dies meine Anschauung, dass vieles von dem, was man als „Orchitis fibrosa" bezeichnet, nichts mit Syphilis zu thun hat, sondern anderen Ursprunges, wahrscheinlich sehr oft gonorrhoischen Ursprungs ist. Bei vielen Fällen von „Orchitis fibrosa" handelt es sich nämlich augenscheinlich um primäre Affection der Samenkanälchen.

Herr Marchand würde es für sehr wichtig halten, wenn das Vorhandensein von Riesenzellen als sicheres Criterium für die tuberkulöse Natur zu betrachten wäre, kann dies aber kaum zugeben, da ja Riesenzellen verschiedenen Ursprungs im Granulationsgewebe, sogar der normalen Wundgranulationen stets vorkommen können (Fremdkörper-Riesenzellen im Anschluss an kleine, später nicht mehr nachweisbare Gewebstrümmer, Riesenzellen aus Fettzellen u. dgl.). Die Aeusserung von Herrn Baumgarten, dass eine fibröse Ausheilung der Tuberkel durch Umwandlung der Elemente des Tuberkels selbst nicht vorkomme, war für Marchand überraschend, da seiner Meinung nach dieser Vorgang ausserordentlich häufig und von grosser Wichtigkeit ist. Warum sollte auch eine solche Umwandlung der Tuberkel-Elemente in Bindegewebe nicht vorkommen, da diese doch grösstentheils aus Bindegewebszellen hervorgegangen sind. Eine Unterscheidung zwischen den Elementen des Tuberkels selbst und etwa darin erhalten gebliebenem oder hineingewuchertem Gewebe dürfte wohl kaum durchführbar sein.

Herr Jores: Zur Erklärung der von Herrn Orth angeführten Beobachtung möchte ich beitragen, indem ich bemerke, dass bei acuten exsudativen Entzündungen, auch wenn sie nicht eitrig sind und ebenso bei kleinzelligen Infiltrationen die feineren elastischen Fasern sehr schnell zu Grunde gehen resp. nach der Weigertschen Methode nicht mehr darstellbar sind.

Herr Ponfick: In Bezug auf das Verschwinden der in den Samencanälchen enthaltenen elastischen Fasern möchte ich erinnern an ähnliche Erscheinungen in einem an letzteren so reichen Organe, wie den Lungen. Bei gewissen Formen chronischer Hepatisation kann man sich nämlich ebenfalls überzeugen, dass die Alveolarsepta mehr und mehr verschwimmen und deren elastische Bestandtheile, abgesehen von schmalen, das Maschenwerk nur ganz schattenhaft andeutenden Resten, gänzlich unsichtbar werden. — Was die faserige Umbildung des Tuberkels anlangt, so schliesse ich mich durchaus der Anschauung des Herrn Marchand an. Sogar bei den miliaren Knötchen, wie man sie im Zwischengewebe gerade von jugendlichen Patienten antrifft, nimmt man oft genug eine fast vollständige Umwandlung in dichtes Fasergewebe wahr. Auch meines Erachtens kann an einer bis fast zur Unfindbarkeit gehenden Ersetzung der ursprünglichen, für den Tuberkel charakteristischen Elemente durch jene Fasermasse nicht gezweifelt werden. — Endlich möchte ich mein volles Einverständniss mit den Aeusserungen erklären, die Herr Chiari über die innerhalb der Hodensubstanz anzutreffenden Narben und Schwielen, vermeintlich syphilitischen Ursprungs, gemacht hat. Auch ich bin der Ansicht, dass gar nicht wenige dieser Herde anderen Ursachen entspringen. Neben den auf gonorrhoischer Grundlage sich entwickelnden Atrophieen spielen jedoch Traumen eine grosse Rolle und zwar möchte ich hervorheben, dass letztere vergleichsweise viel umfänglichere, meist inselförmig, oft sogar ganz solitär auftretende Herde zu erzeugen pflegen, während die Orchitis syphilitica gewöhnlich doch mit multiplen und kleinen Herden verbunden ist. Der Nachweis der traumatischen Entstehung liess sich wiederholt aus der Anamnese führen, in anderen Fällen wenigstens sehr wahrscheinlich machen, aus der Anwesenheit von Pigmentkörnchen-Residuen im Innern der fraglichen Fasermasse, deren indifferente Beschaffenheit überdies auf weitgehenden gleichzeitigen Untergang einer Menge von Samencanälchen hinwies.

Herr Hansemann: Ich glaube, dass der Ausspruch des Herrn Chiari für uns eine erlösende That war. Denn in Wirklichkeit sind die Hodennarben ohne starke hyperplastische Wucherung, besonders die am Hilus durchaus zweifelhaft. Ich habe schon längere Zeit die Anschauung, dass diese Narben nicht syphilitischer Natur sind und dass sie in den meisten Fällen auf gonorrhoische Processe zurückzuführen sind. Was die Riesenzellen betrifft, so kommen diese, meiner Ansicht nach, ganz sicher bei rein syphilitischen Processen vor. Ich habe seit längerer Zeit die Gewohnheit, alle nur irgendwie zweifelhaften Fälle nicht nur histologisch, sondern auch durch Impfung auf Tuberkulose zu untersuchen, und zwar seit meinen Untersuchungen über die secundäre Infection der Lunge mit Tuberkulose. Deshalb war mir auch die Anerkennung einer Mischinfection durch Herrn Baumgarten besonders werthvoll. Ich habe eine ganze Reihe von Lungenpräparaten von Mischinfection die ich seiner Zeit publicirt habe. Ein Referent im Centralblatt der inneren Medicin (ich habe seinen Namen vergessen, er stammt aus Hamburg) hat hinter meine Angaben einfach ein Fragezeichen gesetzt, was ein Beweis dafür ist, dass er diese Dinge nicht kennt. Mehrere Fälle von reiner Lungensypilis habe ich mit Sicherheit beobachtet. Meist tritt in der Lunge, wie ich das früher publicirte, Mischintection ein, weil gerade in die Lunge die Tuberkelbacillen bei irgendwelchen chronischen Erkrankungen dieses Organs so ausserordentlich leicht hineingehen.

Herr Askanazy: Meine Erfahrungen sprechen ebenfalls dafür, dass die Langhans'schen Riesenzellen bei Tuberkulose sehr häufig, bei Syphilis höchstens als seltene Erscheinungen auftreten.

Herr Morpurgo: Ich kann an der Hand eines Falles von ziemlich frischer Hodentuberkulose die Meinung von Professor v. Baumgarten, dass die Krankheit sich in den Hodenkanälchen localisirt, vollkommen bestätigen. Es handelt sich um einen Fall, wo die schönsten tuberkelbacillenhaltigen Riesenzellen in den Hodenkanälchen waren, indem das interstitielle Gewebe noch ziemlich verschont war.

In Bezug auf Vorhandensein von Riesenzellen in syphilitischen Produkten möchte ich mich vollständig auf den Standpunkt von Prof. Marchand stellen: ich habe in einer gummösen Geschwulst der Rückenmuskeln sehr zahlreiche Riesenzellen gesehen. Die zahlreichen mit diesem Material geimpften Meerschweinchen überlebten alle. Ich möchte auch glauben, dass die Localisation in den quergestreiften Muskeln die Bildung von Riesenzellen begünstigt, da bei allen endzündlichen und destruirenden Processen in den Muskeln das Auffinden von Riesenzellen zur Regel gehört.

Herr Lubarsch: Die Bemerkungen des Herrn Chiari über die Orchitis fibrosa begrüsse ich mit grosser Freude und kann ihnen nur beistimmen. In der That findet man solche fibröse Orchitis gar nicht selten in den Leichen von Individuen, die gar keine Anhaltspunkte für Syphilis darbieten. Nicht selten habe ich sie namentlich auch bei Tuberkulösen gefunden, so dass ich es für möglich halte, dass die Narben auch tuberkulöser Herkunft sein können. — Herrn Orth's Angaben über das Verhalten der elastischen Fasern bei syphilitischer Orchitis kann ich auch bestätigen; ich habe sie in einem Falle vorzüglich erhalten gefunden. — Dagegen kann ich Herrn Askanazy's Bemerkungen über die Riesenzellen nicht beistimmen. Es giebt zweifellos syphilitische Affectionen mit „tuberkulösen" Riesenzellen und es ist vorläufig nicht möglich, die tuberkulösen Riesenzellen von den Fremdkörperriesenzellen zu unterscheiden, zumal wenn die Fremdkörper bereits zu Grunde gegangen sind.

Herr Dinkler schliesst sich den Ausführungen des Herrn Orth über die Neubildung von elastischen Fasern in syphilitischen Wucherungen an und bestätigt sie für Meningitis syphilitica sowohl mit wie ohne Tabes.

Herr Simmonds: Bei der Unterscheidung von Hodentuberkulose und Syphilis liefert gelegentlich das Auftreten von feinen Miliartuberkeln auf der Scheidenhaut oder in den Verwachsungen der Scheidenhautblätter ein Unterscheidungsmerkmal. Die Frage nach der Aetiologie der fibrösen Orchitis ist praktisch von eminenter Wichtigkeit; leider hat aber unsere Verhandlung meines Erachtens keine Entscheidung geliefert. Es kommen — das muss ich im Gegensatz zu Herrn Ponfick sagen — bei Syphilis sowohl fleckförmige wie auch ganz diffuse Schwielenbildungen im Hoden vor. Einen Zusammenhang mit Gonorrhoe würde ich nur dann sicher voraussetzen, wenn die Schwielenbildung im direkten Zusammenhang mit einem pathologisch veränderten Nebenhoden steht. Solche Präparate habe ich bei klinisch beobachteten, später operativ entfernten Hoden gesehen. Das häufige Vorkommen einer doppelseitigen fibrösen Orchitis, das häufige Fehlen von Nebenhodenveränderungen spricht doch dafür, dass die überwiegende Mehrzahl der Fälle nicht traumatischen und gonorrhöischen Entzündungen, sondern einer Allgemeinerkrankung — der Syphilis — ihren Ursprung verdankt.

Herr Askanazy: Ich stelle natürlich auch nicht aus einer Langhans'schen Riesenzelle mit apodiktischer Gewissheit die

Diagnose auf Tuberkulose, erblicke aber schon in dem Vorhandensein einzelner dieser Gebilde in einer Granulationsgeschwulst einen bedeutenden Hinweis auf das wahrscheinliche Vorliegen eines tuberkulösen Processes, wenn nicht andere Fremdkörper im Gewebe sichtbar sind. Natürlich ist der Nachweis von typischen Tuberkeln und Tuberkelbacillen zu erstreben.

Herr Lubarsch: Auf Herrn Simmonds Frage erwiedere ich, dass ich als sicher nicht syphilitisch die Fälle betrachte, in denen in der Leiche nicht die geringsten syphilitischen Veränderungen sich finden — ausser der Orchitis fibrosa — und in denen auch die klinische Anamnese nicht die geringsten Anhaltspunkte ergeben konnte. — Ich möchte eben nur das betonen, dass man nicht ausschliesslich auf Grund der Orchitis fibrosa die Diagnose „Syphilis" stellen dürfe.

Herr von Baumgarten: Ich kann zunächst die Beobachtungen des Herrn Orth bestätigen, dass die elastischen Fasern im Bereiche der Tuberkel an bestimmten Organen vollständig verschwinden, wie z. B. in der Iris nach Behandlung der Tuberkel mit verdünnter Kalilösung sehr schön zu demonstriren ist. — Herr Chiari hat gewiss mit Recht betont, dass viele Fälle von sog. fibröser Orchitis nicht auf Syphilis, sondern auf Gonorrhoe oder andere Ursachen zurückzuführen sind.

Was nun die Einwände gegen meine Auffassung betrifft, so will ich mich hier darauf beschränken, hervorzuheben, dass ich früher selbst der Meinung war, dass die Syphilis als solche Langhans'sche Riesenzellen hervorbringen könne, von dieser Anschauung aber wegen des vielfach positiven Befundes von Tuberkelbacillen in solchen „Syphilomen" mit Langhans'schen Riesenzellen zurückgekommen bin. Negative Befunde von Tuberkelbacillen beweisen nichts gegen Tuberkulose und nichts für Syphilis; ebensowenig beweisen negative Impfexperimente.

Dass die epithelioiden Tuberkelzellen (abgesehen vom Lupus) Bindegewebe bilden, halte ich aus den angegebenen Gründen nicht für erwiesen und nicht für wahrscheinlich, wenn ich auch gewisse Anläufe zu faserigen Metamorphose an den epithelioiden Tuberkelzellen nicht bestreiten will. Die „geheilten" Tuberkel halte ich für Narbenherde an Stelle der verkästen und resorbirten Tuberkelsubstanz.

Herr Marchand richtet an Herrn Baumgarten die Frage, was denn unter Langhans'schen Riesenzellen zu verstehen sei;

doch wohl nur die Riesenzellen mit wandständigen Kernen, wenn sie in tuberkulösem Gewebe sich finden. Andere Riesenzellen wie z. B. die Fremdkörper-Riesenzellen können genau ebenso aussehen wie diese.

Herr von Baumgarten: Die Langhans'sche Riesenzelle halte auch ich nicht specifisch für Tuberkulose, ich weiss, dass man sie auch durch nicht specifische Fremdkörper erzeugen kann. Aber wenn ich sie beim Menschen finde, ohne dass nachweisbare Fremdkörper, wie Cysticerken, Schwämme, Ligaturfäden etc. als Ursache vorhanden sind, so nehme ich, wie schon Herr Askanazy das hervorgehoben hat, empirisch an, dass die Wahrscheinlichkeit einer Tuberkulose vorliegt. Die Langhans'sche Riesenzelle repräsentirt für mich gewissermassen einen kleinsten Tuberkel; das kernlose Centrum entspricht, nach Weigert, dem käsigen Centrum der eigentlichen Tuberkel. Aber stets ist in zweifelhaften Fällen diese Auffassung zu controlliren, wie ich das auch in meinem Vortrag gesagt habe, durch die bacterioskopische Untersuchung und erst wenn diese positiv ausfällt, ist die Diagnose absolut gesichert.

XXII.

Herr C. Kraemer-Cannstatt.

Experimentelles über Zimmtsäure-Behandlung der Tuberkulose bei Kaninchen.

(Mit Demonstration pathol. anat. Präparate.)

Durch die Liebenswürdigkeit des Herrn Prof. von Baumgarten war es mir möglich, im path. anat. Institut zu Tübingen experimentelle Studien über Zimmtsäureeinwirkung auf tuberkulöse Thiere (Kaninchen) zu machen. — Die erste Versuchsreihe sollte mir mehr nur als Wegweiser dienen für weitere Experimente, um zu wissen, wie ich weiter zu verfahren und auf was ich zu achten habe. Die Versuchsthiere wurden daher alle, soweit sie nicht schon gestorben waren, unlängst getödtet. Da ich nun in der That einen Unterschied zwischen behandelten und nicht behandelten

Thieren gesehen habe, so erlaube ich mir, Ihnen die Präparate heute schon zu demonstriren.

Ich bitte Sie zunächst, sich diese beiden Präparate zu betrachten. Die gleichstarken Thiere wurden am 30. Januar d. J. mit kleinkirschgrossen Perlsuchtknoten subcutan an der Seitenfläche des Rumpfes geimpft. Das Controllthier starb am 31. Juli, also gerade nach 6 Monaten. Der Hautknoten ist um ca. das Dreifache vergrössert, platt. Die Lungen und Nieren sind voll grossknotiger Tuberkel. Der behandelte Hase wurde getödtet nach 7 Monaten. Hier sehen Sie die Lungen mit Ausnahme einer ganz kleinen Stelle, und die Nieren ganz frei. Dagegen ist der Hautknoten grösser, kubisch, und daran anschliessend bis zur Achselhöhle befinden sich mehrere Lymphdrüsenknoten von Haselnussgrösse und darüber, theilweise schon in Erweichung begriffen. Es hat also hier eine Retention des Tuberkelgiftes in den Lymphdrüsen und eine auffallende Verlangsamung des Ausbreitung stattgefunden.

Von derselben Serie starb ein unbehandeltes Thier nach $3^1/_2$ Monaten, das behandelte wurde am selben Tage getödtet. Auch hier war bei dem letzteren eine weit stärkere Vergrösserung des Impfknotens vorhanden und ein Lymphgefäss mit gelblichem Inhalt schloss sich ein Stück weit daran an; weiter vorn war eine in Verkäsung begriffene Drüse. Die Nieren sind fast frei, während die des Controllthieres stark ergriffen sind. Aber die Lungen sind bei dem behandelten Thiere stärker afficirt.

In zwei weiteren Serien wurden die Impfstücke zur Abschwächung des Virus verschiedenen Hitzgraden ausgesetzt, aber wie es scheint, zu stark. Denn es war nach $^1/_4$ Jahr noch bei keinem Thier eine Tuberkulose zur Entwicklung gekommen. Dennoch erhielt ich ein differentes Resultat. Hier sehen Sie zwei erbsengrosse Knoten der zweiten Serie, von unbehandelten Thieren, nach drei Monaten getödtet. Die Knoten stammen aus der Leber einer perlsüchtigen Kuh, alle waren bei der Impfung natürlich gleich gross. Bei den behandelten Thieren waren nach derselben Zeit keine Knoten mehr zu finden, sie waren bei den lebenden Thieren schon nach $1^1/_2$ Mon. nicht mehr zu fühlen.

Aus einer 3. Serie sehen Sie hier ebenfalls, wie in Serie 1, einen grösseren Knoten beim behandelten Thier, nach 6 Wochen. Später, nach $3^1/_2$ Monaten war bei den Zimmtsäurethieren ein

Knoten ganz geschwunden, einer ganz klein. Die der Controltiere waren beide ziemlich viel grösser.

Betrachten wir noch einmal dieses Präparat der Serie 1 (des behandelten Thieres, mit den Drüsentumoren ohne innere Tuberkulose, nach 7 Monaten getödtet). Wollen wir diesem Ding einen klinischen Namen geben, so ist das nicht schwer. Denken Sie sich die ganze Geschichte etwa an den Hals eines jungen Menschen, so haben Sie das, was man Skrofulose nennt, geschwollene und vereiterte Drüsen. Nun wissen wir, dass die Skrofulose eine mildere Form der Tuberkulose, wenigstens im klinischen Sinne, ist. Dieser Unterschied der Formen der Tuberkulose in den verschiedenen Lebensaltern mag ja wohl manchmal auf eine verschiedene Aquisition des Tuberkelgiftes zurückzuführen sein, zumeist führt man ihn aber auf eine andersartige Constitution des kindlichen Körpers, besonders auf eine andere Beschaffenheit des Lymphsystems zurück. Bekanntlich ist dem Kindesalter noch eine höhere Leucocytenzahl eigenthümlich. Nun dieser Hase hat wohl ein bischen solch einer Constitutionsveränderung gehabt. Er ist ja 7 Monate lang mit einem stark auf das lymphatische System wirkenden Mittel behandelt worden. Das Nähere dieser Wirkungsweise gehört nicht hierher. Ich habe eine Schilderung, wie ich mir das denke, unlängst in anderem Zusammenhange versucht (Therap. Monatshefte, Sept. 1900). — Bei den anderen Präparaten sind die Verhältnisse ganz ähnlich, wenn auch in geringerem Grade ausgebildet. Wenn die verstärkte Resorption dem einen Thier hier (mit der stärker ergriffenen Lunge) nicht gut bekommen ist, so ist eben zu bedenken, dass die Resorption bei der Tuberkulose ein zweischneidiges Schwert ist. Vergessen Sie dabei nicht, dass die Thiere keine klinische Behandlung genossen, sondern immerzu mit starken Dosen injicirt wurden, nur um zu sehen, ob sich dadurch irgend etwas im pathologisch-anatomischen Bilde ändere. Deshalb erlaubte ich mir auch die Präparate an diesem Orte zu demonstriren.

Discussion.

Herr v. Baumgarten: Die Versuchsresultate des Herrn Dr. Krämer haben entschiedenes Interesse sowohl klinisch als pathalogisch-anatomisch. Eine Heilung der Tuberkulose ist ja auch mit diesem Mittel bis jetzt bei den Versuchsthieren nicht erzielt worden; aber die Wirkungen gehen doch weit über das bei Tuberkulin-Injection zu Beobachtende hinaus. Bei dem Tuberkulin findet nach unseren Untersuchungen auch eine Art Retention, gewissermassen Concentration der Tuberkeleruptionen in der Lunge statt, mit relativer Verschonung der Unterleibsorgane, eine Vertheilung der Krankheitproducte, bei welcher das Thier kaum etwas gewinnt; in Folge der Zimmtsäurewirkung scheint aber nach den Versuchen des Herrrn Dr. Krämer eine Art Fesselung oder Concentrirung der Krankheitsproducte an der Eingangspforte der Infection und den nächstgelegenen Lymphdrüsen bewirkt worden zu sein, welche das Thier in ungleich bessere Lage versetzte, als sie bei den Controlthieren gegeben war.

XXIII.

Herr M. Askanazy-Königsberg i. Pr.:

Ueber das Verhalten der Darmganglien bei Peritonitis.

(Mit 3 Abbildungen auf Tafel III.)

Schon seit einer Reihe von Jahren sind mir an Darmschnitten von Personen, welche aus verschiedenen Ursachen an frischer Bauchfellentzündung erkrankt waren, eigenartige Bilder der Ganglien aufgefallen, die sich seither oft wieder vorfanden und daher eine kurze Besprechung und weitere Beachtung verdienen dürften. Obwohl physiologisch bedeutsame Apparate darstellend, sind die Ganglien der Darmwand in der Pathologie überhaupt bisher nicht mit besonderer Aufmerksamkeit behandelt worden.

Dass bei den sehr seltenen phlegmonösen Processen der Darmwand auch in den Ganglien und Ganglienzellen selbst Eiterzellen anzutreffen sind, habe ich gelegentlich bemerkt[1]). Dass bei multiplen Neurofibromen des Magen- und Darmtractus die Auerbachschen Plexus den Boden der Geschwulstbildung abgeben, ist in den wenigen bis jetzt erkannten Fällen sichergestellt worden[2]).

---

[1]) Centralbl. f. allg. Pathol. u. path. Anat. Bd. VI. 1895 p. 315.

[2]) Arbeiten aus dem Tübinger pathol. Institut Bd. II 1899 Heft 3.

Ueber leichte Veränderungen an den Elementen der Darmganglien bei verschiedenen Allgemeinleiden und Vergiftungen macht Jsaëw Angaben. (Rf. im Centralbl. f. allg. Pathol. Bd. X p. 190.)

Im Gegensatze zu diesen genannten Raritäten muss die Veränderung, die ich hier jetzt zu schildern versuche, als ausserordentlich häufig bezeichnet werden, als so alltäglich, wie der Process der frischen Peritonitis uns vor Augen tritt. Wenigstens wird man kaum je vergeblich darnach fahnden, wenn man sich die kleine Mühe nicht verdriessen lässt, mehrere Darmstückchen zu prüfen, an deren Serosa sich der Vorgang der frischen Entzündung in Gestalt von Injection, Blutungen, exsudativen, eitrigen oder eitrig fibrinösen Beschlägen zu erkennen giebt. Und wieder ist es gerade der Auerbach'sche Plexus myentericus, an dem sich die Veränderung besonders leicht und pracise wahrnehmen lässt, wenngleich auch der Plexus submucosus Meissner's manchmal in ganz ähnlichen Bildern hervortritt. Das Wesen dieser pathologischen Veränderung besteht nun darin, dass die Ganglien-Plexus nicht wie sonst in der Regel in das Gewebe zwischen den Muskelschichten wie eingewebt erscheinen, sondern dass sie von einem mehr oder minder stark erweiterten Spaltraum umschlossen und abgegrenzt sind. Mustert man Schnitte von Därmen bei akuter Peritonitis, die in den verschiedenen üblichen Härtungs- und Fixationsmitteln, in Alcohol, Formol, Sublimat, Flemming'scher Flüssigkeit etc. conservirt und gründlich mit Celloidin durchtränkt sind, so fallen gewöhnlich schon bei schwachen Vergrösserungen zwischen den beiden Muskellagen des Darms zerstreut liegende, meist scharf begrenzte Hohlräume auf, die rundlich, oval oder spindlig, manchmal auch ganz langgestreckt erscheinen, welche die beiden Muskelschichten auseinander drängen und oft aus dem ersten Blick wie die Durchschnitte von Gefässen, besonders von Lymphgefässen aussehen. Hält man sich zunächst nur an den Bau der Wand dieser Räume, so wird ihre Aehnlichkeit mit Lymphgefässen oft noch durch weitere Eigenthümlichkeiten vermehrt. Wenn sich an der Innenfläche vielfach auch kein Zellbelag erkennen lässt, so bemerkt man doch an anderen Punkten platte, selbst konkav eingebuchtete endothelartige Kerne, die nur stellenweise oder zuweilen auch in regelmässigen Abständen der Innenfläche der Räume angelagert sind. Dazu kommt, dass sich manchmal von der Wand aus klappenartige Vorsprünge in das Innere vorschieben, die lebhaft an die Klappen der Lymphgefässe erinnern, und dass sich 2, 3 runde Räume hintereinander auf dem Schnitt nur durch ein schmales, fibrilläres Gewebsstreifchen unterbrochen zeigen, dass endlich ein grösserer im Zusammenhang getroffener Raum flache halbmondförmige Buchten an seiner Innenfläche hervortreten lässt. Aber, während der Beobachter sich so mit der Configuration der Wand beschäftigt, ist ihm schon längst aufgefallen, dass in diesen Räumen die Elemente des Auerbach'schen Ganglienplexus eingeschlossen sind. Im Innern dieser Räume liegt, wie von einer Kapsel, Scheide umgeben, ein zellreiches und Fäserchen enthaltendes Gewebe, dessen Natur durch die Einlagerung der grossen, characteristischen Ganglienzellen alsbald enthüllt wird. Die Zahl der grossen Ganglienzellen ist freilich schwankend; öfters treten innerhalb einer solchen Kapsel mehrere der protoplasmareichen, grosskernigen Ganglienzellen hervor, bisweilen aber auch nur eine, und wieder an anderen Stellen trifft man nur schmale Nervenbündel, deren schnelle Erkenntnis dann wohl hier und da auf Schwierigkeiten stösst. Es finden sich nun alle Uebergänge von jenen Stadien an, wo die Kapsel nur durch einen schmäleren hellen, leer erscheinenden Ring von dem nervösen Inhalte getrennt ist, bis zu solchen, wo sich ein breiter Zwischenraum zwischen der Wand der Kapsel und dem abgedrängten Nervenplexus entwickelt hat. Dieses Interstitium erscheint entweder vollkommen leer oder es wird von einzelnen feinen Fäserchen durchzogen, die von den centralgelegenen Ganglien zur Kapselwand verlaufen. Sind die Fäserchen zahlreicher, so können sie ein weitmaschiges feines Netz bilden, das sich zwischen Ganglien und der begrenzenden Wand ausspannt. Zuweilen lässt sich wahrnehmen, dass die Fortsätze der Ganglienzellen in entsprechender Weise durch den freien Raum hindurchstreichen. Die gangliösen Plexus liegen nun zwar gewöhnlich im Centrum dieser Räume (Fig. 1 u. 2), aber keinesfalls in allen Orten; es kommt auch vor, dass die Ganglienzellen und Nervenfasern an eine Seite gedrückt sind; dann liegt der leere Raum einseitig und von seiner Scheide ziehen wohl kurze Fäserchen mit Fortsätzen eine Strecke weit in die Lichtung hinein. Liegt der Durchschnitt eines keine Ganglienzellen führenden Nervenbündels wie im Glomerulus in seiner erweiterten Kapsel, und sieht man da nur ein dichtfaseriges Gebilde mit einzelnen Kernen, so könnte man leicht zu der irrigen Vermuthung gelangen, es handle sich um ein Fibringerinnsel in einem Gefässe. Ebenso eigenthümlich gestaltet sich das Bild, wenn der gangliöse Plexus sich als kernreiche flache Auflagerung an eine Seite, der Schleimhaut zugewendet, innig anschmiegt (Fig. 3) oder sogar noch etwas konkav eingedrückt erscheint. Nur die Verfolgung des ganzen Ensemble der Bilder deckt die Beziehungen zwischen dem ganglïosen Plexus und dem geschilderten, denselben umschliessenden Spalträumen auf. — Wie haben wir diese regelmässigen, meist leer erscheinenden Räume nun zu deuten? Schon nach der Bekanntschaft mit den ersten derartigen Bildern schien es mir kaum zweifelhaft, dass es sich hier um präformirte Lymphräume handeln müsse, die im Zustande der Peritonitis eine abnorme Entwickelung und Ausdehnung erfahren. Im Jahre 1897 erschienen dann die Mittheilungen von Gerota[1]), welchen es an normalen Därmen von Menschen und mehreren Thieren durch eine eigene Injectionsmethode gelungen ist, eine besondere endotheliale Scheide der Nervenplexus darzustellen. Er konstatirte, dass die Injectionsmasse allen Verzweigungen des Plexus folgt und immer scharf begrenzt ist, dass sie sich mit grosser Geschwindigkeit über eine breite Fläche ausbreitet, so dass die Scheide keinen grossen Widerstand entgegensetzen kann. Gerota beobachtete dabei keine Kommunikation dieser Scheiden mit den Lymphgefässen oder den Scheiden der mesenterialen Darmnerven. Die Scheiden der plexus myentericus müssen nach seiner Ansicht unzweifelhaft eine lymphatische Flüssigkeit enthalten. Was dieser Autor nun aus seinen Injectionsversuchen erschloss, dürfte hier von der Natur unter pathologischen Verhältnissen besonders deutlich demonstrirt sein. Die weiten regelmässig begrenzten Räume entsprechen abnormen Dilatationszuständen dieser Plexusscheiden und sind mit einer grösseren Menge lymphatischer Flüssigheit erfüllt. Dass bei Peritonitis in dem genannten Bereich die Momente zu einem solchen gesteigerten Flüssigkeitserguss gegeben sind, lässt sich aus den mikroskopischen Präparaten entnehmen. Bei Bauchfellentzündung beschränken sich die Erscheinungen der acuten Entzündung an der Darmwand keineswegs allein auf den Peritonealüberzug, sondern man bemerkt an den Schnitten, dass die endzündliche Hyperämie fast regelmässig auch an den Gefässen der Muskulatur zum Ausdruck kommt, dass auch manchmal einzelne Leukocyten in den ödematös aufgefaserten Bindegewebssepten zwischen den Muskelbündeln eingelagert sind und dass die Muskelfasern selbst zuweilen

[1]) „Sur la gaine du plexus myentericus de l'intestin." Verhandlungen der anatom. Gesellschaft in Gent 1897 p. 117.

aufgelockert, durch kleine Interstition von einander getrennt sind. Dieser Zustand der entzündlichen Hyperämie und ödematösen Schwellung reicht sehr gewöhnlich bis in die Region der inneren circulären Muskelschicht und macht die Ausdehnung der Lymphscheiden um den Plexus myentericus durchaus verständlich.

Dass eine solche Aufstauung lymphatischer Flüssigkeit in den Plexusscheiden und die daraus hervorgehende Verschiebung der gangliösen Geflechte auf die nervösen Elemente einen schädigenden Einfluss auszuüben vermag, ist um so wahrscheinlicher, als wir es bei diesem Vorgange mit einem entzündlichen Oedem zu thun haben. Auch directe chemische Einwirkungen, unabhängig von der Aufstauung, könnten dabei mitspielen. Bei näherer Betrachtung der Ganglienzellen zeigten diese Gebilde von der nicht gleichgültigen Dislocation und Compression (vergl. Figur 3) abgesehen, oft keine deutlichen Veränderungen, doch seien einige Besonderheiten hier kurz erwähnt. Dogiel[1]) unterscheidet in den nervösen Geflechten des nach Ehrlich's Methylenblau-Methode behandelten Darms 3 Typen von Ganglienzellen, von denen auch an den in gewöhnlicher Art behandelten Schnitten 2 Formen oft deutlich von einander morphologisch zu sondern sind, nämlich die sternförmigen Zellen mit etwas flachgedrücktem Körper und rundem oder ovalem Kern, welche im Auerbach'schen Plexus am zahlreichsten vertreten sind, und dann grössere Elemente von eckiger, sternförmiger oder spindelförmiger Gestalt mit ziemlich grossem Kern und 1—2 Nucleolen. Die von Dogiel als dritter Typus bezeichneten Ganglienzellen stimmen mit dem zweiten in Gestalt und Grösse fast überein. Die einzelnen Ganglienzellen mit ihren Dendriten treten übrigens hier um so deutlicher hervor, je mehr die nervösen Geflechte selbst durch seröse Durchtränkung aufgelockert sind.

Das Protoplasma der Ganglienzellen erscheint nun zuweilen von kleinen Vakuolen durchsetzt, die theils spärlich, theils in grösserer Zahl im Zellleibe hervortreten. An Flemming-Präparaten fallen auch einzelne oder zahlreiche schwarz gefärbte Körnchen, also wohl Fetttröpfchen in dem Protoplasmaleibe der Ganglienzellen auf, doch lassen sich dieselben Fettreaction gebenden Tröpfchen auch in den Ganglienzellen von Därmen ohne peritonitische Affection beobachten. Um eine Tinktion des Pigments

[1]) Arch. f. Anatomie. 1899 p. 130.

der Ganglienzellen, welches sich ja an den verschiedensten Körpergegenden der Schwärzung durch osmiumhaltige Lösungen zugänglich erweist, kann es sich hier wohl darum nicht handeln, weil in den Ganglienzellen des menschlichen Darms Pigment kein gewöhnlicher Befund ist. Was den Kern der Ganglienzellen betrifft, so zeigte sich an einzelnen wenigen Ganglienzellen, besonders den abgeplatteten des ersten Typus, hie und da ein unregelmässig zackig begrenzter, abnorm dunkel gefärbter, degenerirter Kern, an den grösseren Ganglienzellen erschienen die Kerne meist gross, seltener so gross und zart, dass man an eine hypertrophische Schwellung denken könnte. Einmal fand sich neben einem grossen, wohlerhaltenen Kerne ein blasses Kernfragment in einer Zelle.

Diese geschilderten Veränderungen in den Darmwandganglien bei Peritonitis glaubte ich der allgemeinen Aufmerksamkeit darum empfehlen zu sollen, weil ihre Kenntniss nach mehreren Richtungen Aufklärung zu bringen vermag. Zunächst ist bereits eben darauf hingedeutet, dass uns die pathologischen Zustände der Darmwand bei Bauchfellentzündung ein präformirtes System von Lymphscheiden vor Augen führen, das sich sonst nur durch mühsame Injection darstellen lässt, etwa so wie bei chronischem Icterus die ersten Wege der Gallenabsonderung durch die Sekretstauung in einem Masse veranschaulicht werden, wie man das sonst nur durch künstliche Präparation zu Wege bringt. Ein zweites Moment, welchem besondere Beachtung zu schenken ist, liegt in der Möglichkeit der Verwechslung der geschilderten Ganglien mit Lymphgefässen. Es erscheint mir kaum zweifelhaft, dass manches, was in der Literatur als Lymphangitis hyperplastica mit Zellthromben u. dergl. in der Darmwand beschrieben und abgebildet ist, nichts weiter darstellt, als die gangliösen Plexus der Darmwand im Zustande geringerer oder stärkerer Dilatation ihrer Scheide[1]). Aber noch eine weitere, wichtige Frage dürfte in der Erörterung kaum zu umgehen sein, welche auf die Funktion dieser Ganglien und ihre Bedeutung für die Darmbewegung Bezug hat. In dem schweren Krankheitsbilde der Bauchfellentzündung spielt bekanntlich die Erscheinung der Darmparalyse eine sehr bedeutungsvolle Rolle. Jeder Obducent kennt das häufigste anatomische Substrat dieser Darm-

[1]) Mir ist es sogar begegnet, dass ein nicht ungeübter Mikroskopiker mir die hier besprochenen Gebilde als mit Krebszellen injicirte Lymphgefässe vorlegte.

lähmung in der Form des weiten schlaffen Darmschlauches, in dem der flüssige Inhalt bei Verschiebungen der Darmschlingen hin- und herschwappt, aus denen bei einem unvorsichtigen Schnitt ein reicher, flüssiger Inhalt hervorströmt. Zur Erklärung dieser verhängnissvollen Darmlähmung bei Peritonitis zieht Nothnagel[1]) mehrere Möglichkeiten in Erwägung, nämlich einmal eine reflektorische Erregung des Hemmungsnerven der Darmbewegungen, des Splanchnicus, dann die Ueberdehnung des Darmrohrs durch mangelhafte Gasresorption aus der Darmhöhle, weiter eine Ermüdungsparese infolge einer anfangs stark gesteigerten Peristaltik, endlich die auf Stokes zurückgeführte Anschauung von der Entstehung der Darmlähmung durch seröse Durchtränkung, durch kollaterales Oedem der Darmmuskulatur. Die letzte Anschauung bezeichnet Nothnagel als allgemein acceptirte und will ihre Berechtigung in gewissen Grenzen auch seinerseits nicht anfechten. Hier ist nun aber daran zu erinnern, dass nach unseren allgemeinen physiologischen[2]) Ansichten die Darmperistaltik im Wesentlichen nicht auf muskulärer Leitung beruht, da sie sich — wenigstens in der Norm — nur nach einer Richtung vom Magen zum Anus fortpflanzt. Die peristaltische Darmbewegung ist vielmehr von der Innervation der Darmwand abhängig und wird, da sie sich z. B. noch an ausgeschnittenen Darmstücken beobachten lässt, auf die gangliösen Centren in der Darmwand bezogen. Ist dem so, so liegt der Gedanke nahe, in der von mir hier geschilderten Veränderung an den Darmganglien eine Ursache der Darmparalyse bei frischer Peritonitis zu suchen.

Discussion:

Herr Marchand: Die von Herrn Askanazy beschriebenen Befunde an den Darmganglien sind mir ebenso wie wohl vielen anderen Herren Collegen seit langer Zeit bekannt, nicht blos bei der acuten Peritonitis, sondern ganz besonders bei Typhus; die Ausdehnung der lymphatischen Scheide um die Ganglien (und die Verbindungsstränge) kommt eben überall da zu Stande, wo die Darmwand serös durchtränkt ist, und dann entstehen die vom Vortragenden beschriebenen Bilder, die sehr an Lymphgefässe mit wuchernden Zellen erinnern können. Immerhin halte ich die

---

[1]) Nothnagel, Erkrankungen des Darms und des Peritoneums. p. 358 u. 572.
[2]) cf. Hermann, Lehrbuch der Physiologie 1892 p. 1893.

genauere Untersuchung dieser Veränderung für dankenswerth und die daraus gezogenen Schlüsse für berechtigt.

Herr Hansemann erwähnt, dass eine Arbeit seines Assistenten, Herrn Dr. Walbaum, über denselben Gegenstand im Druck befindlich ist und demnächst in Virchow's Archiv erscheinen wird. Sie bestätigt im Wesentlichen die Angaben des Collegen Askanazy und geht etwas näher ein auf die feinen Veränderungen an den Ganglienzellen.

Herr Langerhans: Herr Askanazy berührte die Frage, ob die paralytischen Erscheinungen bei Peritonitis von der Darm-Muskulatur (Oedem) oder von den Nerven (Plexus myentericus) abhängig seien und scheint die Neigung zu haben, die Paralyse mit den von ihm geschilderten Veränderungen des Plexus myentericus in Zusammenhang zu bringen, weil die normale Peristaltik immer in einer Richtung vor sich geht. Ich möchte dazu nur bemerken, dass diese Fragestellung eine gewisse Schwierigkeit mit sich bringt, weil die Ausläufer des Plexus myentericus durch die glatten Muskelfasern hindurch zu verfolgen sind und diese Dinge sich daher nur schwer gegenüberstellen lassen. Es könnte doch auch sein, dass die Lähmungserscheinungen durch irgend eine Einwirkung auf die peripherischen Theile (glatten Muskelzellen) eintreten und die Erweiterung der Lymphscheiden um die Ganglienzellen nicht die eigentliche Ursache der Lähmung ist. Es braucht ja nicht gerade etwas Accidentelles, muss aber auch nicht das Wesentliche der Darmparalyse sein.

Herr Orth: Ich kann beginnen wie Herr College Hansemann: „Ich habe vor einiger Zeit einen Assistenten beauftragt, Untersuchungen über das Verhalten des Plexus myentericus zu machen". Mein Arbeiter ist allerdings noch nicht soweit gelangt, wie seiner, immerhin kann ich in Bestätigung der Angaben meiner Vorredner hervorheben, dass nicht nur bei Peritonitis, sondern auch bei anderen Erkrankungen, ich nenne nur Typhus und Dysenterie, die von Herrn Askanazy geschilderten Veränderungen vorkommen. Insbesondere möchte ich noch meine Uebereinstimmung mit der von Herrn Askanazy geäusserten Ansicht Ausdruck geben, dass manches als Lymphangitis proliferans Beschriebene sich auf den Plexus myentericus bezieht und will, um einen speciellen Fall zu erwähnen, mittheilen, dass ich Herrn Collegen Dürk schon schriftlich meine Zweifel über den von ihm in seinem Atlas als Lymphangitis wiedergegebenen Fall ausgedrückt habe.

Herr Askanazy: Ich habe in der Literatur keinerlei Angaben über die Erweiterung der Lymphscheiden der Darmganglien bei Bauchfellentzündung gefunden und weiss aus persönlichen Mittheilungen mehrerer hervorragender Pathologen, dass ihnen die von mir geschilderten Bilder ganz unbekannt waren. Daher wollte ich einmal den Gegenstand eingehender beleuchten und besonders auf die aus dem Befund zu folgernden Punkte hinweisen. Bei der von den Physiologen behaupteten Abhängigkeit der Darmperistaltik von den Ganglien der Darmwand verdient die Veränderung der Ganglien besondere Beachtung, natürlich auch wenn eine solche bei anderen Affectionen der Darmwand gelegentlich und in gewissen Graden zur Beobachtung gelangt.

Verzeichniss der Abbildungen auf Tafel III.

Fig. 1. Zeiss Oc. III Obj. E. Geringere Erweiterung des periganglionären Lymphraums.

Fig. 2. Hartnack Oc. III Obj. 7. Starke Dilatation der Lymphscheide um den Plexus Auerbachii.

Fig. 3. Hartnack Oc. III Obj. 7. Erweiterung der Lymphscheide, Dislocation und Konpression des gangliösen Plexus. Oben die Darmserosa mit auf- und eingelagerten Eiterzellen.

XXIV.

Herr Chiari-Prag:

Myelitis suppurativa bei Bronchiektasie.

Die Myelitis suppurativa gehört zu den seltensten Erkrankungen und wurden bisher nur 14 Fälle publicirt (Hart, Ollivier (2 Fälle), Fairbrother, Jaccoud, Demme, Feinberg, Nothnagel, Dubreuilh, Ullmann, Eisenlohr, Schlesinger (2 Fälle), Homén). Dreimal war die Myelitis suppurativa traumatischer Natur, zweimal hatte sich die Infection von aussen auf das Rückenmark fortgesetzt, zweimal wurde die Myelitis suppurativa auf Verkältung bezogen, zweimal wurde sie als selbständige Infectionskrankheit des Rückenmarkes analog der Poliomyelitis infantilis essentialis aufgefasst und fünfmal war sie metastatischer Natur, einmal aus Gonorrhoe, einmal aus Prostatitis suppurativa und dreimal aus Bronchiektasie. Ueber die Erreger der Eiterung liegen erst von den Fällen aus der jüngsten Zeit Angaben vor und wurden zweimal Staphylococcen, je einmal Streptococcen und spärliche kurze Bacillen gefunden. Das Alter der betreffenden Patienten war sehr verschieden, dreimal handelte es sich um Kinder, sonst um erwachsene Personen im Alter von 23 bis 60 Jahren. Die Dauer des Bestandes der Rückenmarkseiterung schwankte zwischen wenigen Tagen und mehreren Monaten. Oefters — in 5 von den 14 Fällen — war die Eiterung im Rückenmarke langgestreckt. Das was bei dem Studium dieser Fälle am meisten Interesse erweckt, ist der Umstand, dass unter den 11 nicht traumatischen Fällen nicht weniger als 3 ganz und gar dieselbe Aetiologie hatten, nämlich als metastatische Entzündungen bei Bronchiektasie entstanden waren — die Fälle von Nothnagel, Eisenlohr und Homén. Es ist das um so bedeutungsvoller, als alle diese 3 Fälle aus neuerer Zeit stammen und vollkommen sicher sind, was von den älteren Fällen nicht immer gesagt werden kann und scheint das in der That für die These zu sprechen, dass das bei der Bronchiektasie entstandene Gift eine besondere Affinität zum Centralnervensysteme besitze.

Ich hatte nun Gelegenheit, einen weiteren Fall von Myelitis suppurativa bei Bronchiektasie zu untersuchen, der am 29. Novbr. 1899 zur Section gelangte und einen 43jährigen Mann betraf, welcher nur 6 Tage und zwar mit Schmerzen im Kopfe und Nacken und Lähmung der rechten Körperhälfte krank gewesen war. Bei der 30 Stunden nach dem Tode ausgeführten Section fand sich ausser reichlichen bis haselnussgrossen, mit Eiter erfüllten, bronchiektatischen Höhlen in dem Unterlappen beider Lungen Myelitis suppurativa an der Basis des Gehirns, ein Abscess von 1,5 cm Durchmesser in der linken Kleinhirnhemisphäre, Meningitis suppurativa spinalis und Eiterung fast im ganzen Cervicalmarke, im III. und IV. Dorsalsegmente und in der unteren Hälfte des Dorsalmarkes. Im Cervicalmarke betraf die Eiterung hauptsächlich die ventrale Hälfte des rechten Hinterstranges und das rechte Hinterhorn, im Dorsalmarke hauptsächlich das Centrum des Rückenmarkes. Nach diesem Sectionsbefunde wurde der Fall dahin aufgefasst, dass der Eiterungsprocess im Centralnervensysteme metastatisch aus der Bronchiektasie entstanden war. Bei der Section angefertigte Deckglaspräparate von dem Eiter der Meningitis und dem Kleinhirnabscess sowie von dem eitrigen Inhalte der bronchiektatischen Höhlen enthielten nur Gram-beständige Diplococcen und wuchsen auch in den Culturen nur Diplococcen, die des weiteren als Diplococcus pneumoniae sich erwiesen. Damit schien der Fall aufgeklärt und wurde ich nicht wenig überrascht durch den höchst eigenartigen Befund, den die nach entsprechender Härtung vorgenommene Untersuchung an Schnittpräparaten des Centralnervensystems ergab. In dem Abscesse der linken Kleinhirnhemisphäre, in der Rückenmarkseiterung und in der Meningitis liessen sich nämlich ausser den Diplococcen auch noch reichliche Fadenbüschel erkennen, die von dichteren Ansammlungen von Exsudatzellen nach Art eines Kranzes umgeben waren. Die Fäden waren sehr dünn und zum Theile mit echten Verzweigungen versehen. Sie waren Gram-beständig. Oefters erschienen sie zu coccenartigen Körnerreihen zerfallen. Keulen zeigten sie nirgends. Im Bereiche des Rückenmarkes lagerten sie wie die Diplococcen vielfach in varicös erweiterten capillaren und präcapillaren Blutgefässen und auch in deren perivasculären Räumen. Aus der topographischen Beziehung dieser Fadenbüschel zu dem Eiterungsprocesse im Centralnervensysteme ging zweifellos hervor, dass auch sie so wie die Diplococcen pathogen gewirkt hatten, dass also hier eine Mischinfection vorgelegen hatte. Dass diese Fadenbüschel bei der von der Section weg vorgenommenen bakteriologischen Untersuchung nicht wahrgenommen worden waren, möchte ich mir damit erklären, dass die betreffenden Proben nur mit der Platinnadel entnommen worden waren, wobei die Fadenbüschel an der Nadel nicht haften blieben. Bezüglich der Natur der Fadenbüschel glaube ich, dass dieselben eine Streptothrixart waren, welche entweder dem Genus Aktinomyces direct angehörte oder wenigstens demselben sehr nahe stand. Dafür sprechen ihr morphologisches Verhalten und ihre Grambeständigkeit sowie die Analogie der mikroskopischen Präparate des hier geschilderten Falles mit Präparaten anderer zweifelloser Fälle von aktinomykotischen Hirnabscessen. Die Fadenbüschel waren gewiss auch in den bronchiektatischen Höhlen vorhanden gewesen und bin ich der Meinung, dass auch sie wie die Diplococcen von dorther in das Centralnervensystem importirt worden waren. Eine Stütze für diese Auffassung möchte ich darin sehen, dass ich im Jahre 1898 einen Fall von Hirnabscessen bei Bronchiektasie secirte, in welchem ganz die gleichen Fadenbüschel sowohl in den Hirnabscessen als in dem Inhalte und der Wand der bronchiektatischen Höhlen nachgewiesen wurden. (Die ausführliche Publication erfolgt in der Zeitschrift für Heilkunde, Abtheilung für pathologische Anatomie und verwandte Disciplinen.)

XXV.

Herr J. Orth-Göttingen:

Ueber die Beziehungen der Lieberkühn'schen Krypten zu den Lymphknötchen des Darms unter normalen und pathologischen Verhältnissen.

Auf mehreren Versammlungen der anatomischen Gesellschaft ist in dem letzten Jahrzehnt eine Streitfrage besonders zwischen den Herren Stöhr und Retterer lebhaft discutirt worden, welche die Beziehungen des Epithels der Tonsillen zu deren lymphadenoiden Gewebe, beziehungsweise diejenige der Lieberkühn'schen Krypten des Darmes zu den Lymphknötchen desselben betrifft. Während Retterer nicht nur eine epitheliale Anlage dieser lymphatischen Apparate, ähnlich wie sie von der Thymusdrüse bekannt ist, behauptet, sondern auch die Ansicht vertheidigt, die lymphoiden Zellen entstünden aus einer Umwandlung der Zellen dieser epithelialen Anlage, verficht Stöhr die Behauptung, dass die Lymphknötchenzellen sich ohne Mithülfe epithelialer Elemente bildeten, dass aber zwischen den Epithelzellen Auswanderungsstrassen für lymphoide Zellen hindurchgingen. Was insbesondere den Darm betrifft, so spielten in der Discussion die räumlichen Beziehungen von Krypten zu Lymphknötchen eine wichtige Rolle.

Man findet nämlich bei manchen Thieren Drüsenkrypten über die äussere Grenze der Schleimhaut hinaus in das Innere der Knötchen eingelagert, wo sie sich sogar, wie z. B. beim Meerschweinchen, stark verzweigen können. Gerade auf dieses Vorkommen legt Retterer besonderen Werth, der behauptet, es würden Theile dieser Epithelwucherungen abgesprengt und wandelten sich dann allmählich in Knötchengewebe um.

Vom Menschen sind, soweit ich habe finden können, solche tiefliegenden Krypten bisher nicht bekannt geworden, ich glaube deshalb, dass es nicht ohne Interesse sein wird, wenn ich von ähnlichen Befunden auch beim Menschen berichte und einige Präparate sowie Photographien von solchen vorlege. Die Präparate sind zum Theil solche, welche mit dem Gefriermikrotom für meine Demonstrationscurse angefertigt worden sind, zum grösseren Theile Reihenschnitte, welche mein gewesener Volontärassistent Herr Dr. Nolte gemacht hat, den ich mit der weiteren Verfolgung meiner Beobachtungen betraut habe. Es liegen noch keine abschliessenden Untersuchungen vor, ich mache also hier mehr eine vorläufige Mittheilung, aber immerhin ist schon das vorhandene Material genügend, um sagen zu können, dass sowohl bei jugendlichen wie bei älteren Menschen beiderlei Geschlechts, auch wenn sie nicht an Darmkrankheiten gelitten haben, Krypten im Dickdarm vorkommen, welche in das Knötchengewebe eingebettet sind und weiter nach aussen ragen als die übrigen, durch die Muscularis mucosae scharf von der Submucosa abgegrenzten, wenn auch in der Regel die Verbindungslinie der äusseren Grenze der an den Knötchen unterbrochenen Muscularis mucosae nur wenig überschritten wird.

In einzelnen Fällen trafen wir aber auch die Krypten weit unterhalb, zu mehreren neben einander, dann auch Schlängelung und Verzweigung der Krypten, so dass diese sogar seitlich unter dem Rand der unterbrochenen Muscularis mucosae lagen. Der Lymphknoten hatte dann häufig eine merkwürdige Gestalt, nicht rundlich, kugelig oder oval, sondern sichelförmig die Krypten umgebend. Für alle diese Angaben lege ich hier (Demonstration) die photographischen Beweise vor (Photographien von Voll.-Ass. Dr. Gauss).

Von einer Abschnürung epithelialer Zellen habe ich nichts gesehen; scheinbare Abschnürungen durch Schrägschnitte fanden auch wir, aber die Betrachtung der Serie liess keinen Zweifel, dass überall ein Zusammenhang mit den Krypten der Oberfläche bestand. Lymphoide Zellen zwischen den Epithelzellen habe ich wohl gesehen, allein ich hatte nicht den Eindruck, dass sie an den tief liegenden Krypten besonders reichlich vorhanden gewesen wären. Ueberall zeigten die Drüsen eine scharfe Begrenzung, nirgendwo konnte ich etwas von einer intermediären Uebergangszone zwischen Epithel- und Lymphknotenzellen sehen, wie solche v. Davidoff vom Meerschweinchen beschrieben und abgebildet hat [1]). Das Aussehen der Krypten entsprach im Uebrigen meistens der von Stöhr gegebenen Beschreibung seiner ähnlichen Befunde bei Katzen [2]): bei erwachsenen Katzen ragen breite epitheliale Röhren

[1]) v. Davidoff, Arch. f. mikr. Anat. Bd. 29, 1887.

[2]) Stöhr, A. f. m. A. Bd. 33, S. 262, Anm. 1, 1889.

in das Parenchym des Knötchens, oft tief hinab bis in den in der Submucosa gelegenen Körper; diese Einsenkungen sind bedeutend breiter und länger wie Lieberkühn'sche Drüsen.

Wenn auch, wie gesagt, tiefer liegende Krypten bei Menschen mit gesundem Darm nicht vermisst wurden, so stammen die meisten meiner Präparate doch von Därmen, welche erkrankt waren, sei es acut, sei es chronisch, sei es mehr selbständig, sei es secundär im Anschluss an andere Erkrankungen. Einige besonders schöne Beispiele gab ein Darm mit Colitis cystica, von dem auch Photographien vorliegen und bei dem auch besonders die Weite der in die Tiefe gedrungenen Canäle (auch an den Photographien) augenfällig hervortritt. Doch ich habe bis jetzt, obwohl, wie auch einige der vorgelegten Photographien zeigen, in der Nähe der Lymphknötchen Cystchen nicht fehlten, eine eigentliche cystische Ausbreitung der in den Knötchen liegenden Krypten in diesen Präparaten nirgends gesehen.

Wohl aber habe ich — und gerade dadurch wurde ich veranlasst, der Frage näher zu treten — in Fällen von chronischer Dysenterie durch Schleimanhäufung bewirkte cystische Ausdehnungen von Krypten in der Submucosa gefunden, als eine der Quellen für die gekochten Sago- oder Graupenkörnern ähnlichen Schleimklümpchen, welche man aus dem Stuhlgang von Dysenterischen seit lange kennt. An den vorgelegten Photographien ist von dem Schleim nichts mehr zu sehen, weil er bei der Zubereitung der Schnitte herausgefallen ist, ebenso wie der grösste Theil des Epithels.

Auch bei der Dysenterie können die vergrösserten Drüsenschläuche an Lymphknötchen sitzen, sowohl an ganz erhaltenen, wie eine vorgelegte Photographie beweist, als auch an geschwürig zerfallenen, doch sind sie keineswegs an Lymphknötchen gebunden. Wie es Knötchen giebt, welche weder Drüsenwucherung noch geschwürigen Zerfall zeigen, so giebt es auch Geschwüre, die anscheinend mit Knötchen gar nichts zu thun haben und auch an ihnen können epitheliale Wucherungen mit Kryptenbildung gefunden werden. Freilich muss man gerade an den Geschwüren mit der Diagnose „epitheliale Neubildung“ vorsichtig sein, da durch Umschlagen des Schleimhautrandes normale Krypten oft tief in das Geschwür hineingerathen können, wo sie um so schwieriger manchmal von neugebildeten Krypten zu unterscheiden sind, als auch bei ihnen das Lumen weiter, die Zellen höher als an den regelmässig gelagerten Krypten sein können. In Hinsicht auf dieses Vorkommen ist es deshalb besonders wichtig, dass auch an nicht geschwürigen Stellen, also an den oft inselförmigen Resten der Schleimhaut, unabhängig von Lymphknötchen durch die dann an kleiner Stelle durchbrochenen Muscularis mucosae Wucherungen von Drüsen bis weit in die Submucosa hinein vorkommen, wie es an einigen der vorgezeigten Photographien wohl zu erkennen ist.

In der Umgebung der Drüsenwucherungen findet sich meistens zellige Infiltration von mononucleären lymphoiden Zellen, aber ich habe weder von einer eigentlichen Lymphknötchenbildung um die Drüsenkanäle noch auch von einer reichlicheren Zellendurchwanderung des Drüsenepithels etwas sehen können.

Die Frage nach der Bedeutung der Drüsenwucherung kann ich zunächst nur negativ beantworten: es handelt sich weder um eine Neubildung bezw. Vergrösserung der Lymphknötchen im Sinne Retterers, noch etwa um Herstellung einer innigeren Verbindung der Krypten mit Lymphknötchen zur Förderung der Auswanderung lymphoider Zellen im Sinne Stöhr's und seiner Anhänger, denn einerseits deutet nichts auf einen Uebergang von Epithel in Lymphknötchenzellen hin, auch sind die Drüsenschläuche enthaltenden Knötchen nicht grösser, sondern eher kleiner als andere; andererseits wurde kein Anhalt für die Ausnahme einer besonders reichlichen Zellendurchwanderung an den tiefliegenden Krypten gewonnen.

Aber auch sonst giebt es nichts, was in den Wucherungen eine Anpassungserscheinung erkennen liesse. Am ehesten kann bei der Dysenterie eine solche Anschauung Platz greifen, wo die Wucherung des Epithels im Bereich nodulärer oder sonstiger Geschwüre als Ueberhäutung eines Defectes und somit als Anpassungswucherung aufgefasst wurde und aufgefasst werden kann, aber die unabhängig von Geschwüren vorkommenden Drüsenwucherungen dysenterischer Därme sind in dieser Weise nicht zu erklären. Wie weit dabei an vicariirende Drüsenwucherung gedacht werden darf, will ich um so weniger weiter erörtern, als unsere physiologischen Kenntnisse über die Drüsenfunction der Darmkrypten überhaupt und derjenigen des Dickdarms im Besonderen noch zu unsicher sind, als dass man darauf schon Betrachtungen über pathologische Anpassungsvorgänge aufbauen könnte.

Wie günstig bei den atypischen Krypten die Verhältnisse für die Entstehung destruirender Adenome liegen, bedarf keiner weiteren Ausführung; ob sie der Ausgangspunkt solcher Geschwülste werden können, vermag ich nicht zu sagen.

Ueber die Beziehungen der Krypten des Dünndarms zu den Lymphknötchen, insbesondere zu den Peyer'schen Haufen liegen mir noch nicht genügende Erfahrungen vor, es werden die Untersuchungen aber fortgesetzt; es sei nur darauf hingewiesen, dass bei den Thieren die tiefliegenden Krypten hauptsächlich im Dickdarm vorkommen.

XXVI.

Herr Simmonds-Hamburg.

Ueber Cysten und Cystofibrome der retrotrachealen Schleimdrüsen.

Wenn man regelmässig bei Sectionen die hintere Trachealwand einer genauen Besichtigung unterzieht, wird man in grosser Häufigkeit daselbst Gebilden von verschiedener Grösse und Form begegnen. Bald sind es dünnwandige Säcke, bald derbwandige ein- und mehrkämmerige Cysten, bald gestielt, bald breit aufsitzend, bald vollständig solide nur von feinen spaltförmigen Lücken durchzogene Tumoren. Allen aber kommt die eine Eigenschaft zu, dass sie bei Druck Schleim oder mit Schleim vermischten Inhalt an der Innenfläche der Trachea durch feine Oeffnungen entleeren.

Das Vorkommen dieser von den retrotrachealen Schleimdrüsen herstammenden und meist als cystische Trachectasien bezeichneten Gebilde ist schon lange bekannt und Sie finden bereits in der Geschwulstlehre unseres Vorsitzenden eine ausführliche Behandlung des Gegenstandes. Weniger bekannt scheint mir hingegen die Thatsache zu sein, dass diese Tumoren in sehr grosser Häufigkeit anzutreffen sind und manche von Ihnen werden vielleicht erstaunt sein zu hören, dass ich innerhalb zweier Jahre nicht weniger wie 70 derartige Cysten und Geschwülste angetroffen habe. Einen Theil dieser Präparate und Mikrophotographien dazu möchte ich Ihnen heute vorlegen.

Den Bau der Geschwülste erkennen Sie am besten bei Untersuchung der allerkleinsten gewucherten cystischen Drüsen. An dem vorgelegten Mikrophotogramm, in welchem ein Querschnitt durch Drüse, Ausführungsgang und Trachealschleimhaut zu sehen ist, erkennen Sie, wie der Gang nach dem Fundus zu sich stark erweitert, wie auch die abgehenden Aeste ektasirt sind, alle noch ausgekleidet mit einem schönen Flimmerepithel und um die erweiterten Gänge sehen Sie die gut erhaltenen etwas vergrösserten Drüsenbläschen. Ganz derselbe Bau kommt auch den grösseren Cysten zu, nur mit dem Unterschiede, dass bei diesen die Bläschen mehr und mehr zu Grunde gehen, so dass schliesslich nur noch dünnwandige mit Epithel ausgekleidete Säcke bleiben, deren Wand keinen drüsigen Bau mehr erkennen lässt.

In manchen Fällen treten nun sehr frühzeitig entzündliche Veränderungen in der Wandung auf. Sie sehen dann kleinzellige Infiltration des die Hohlräume umgebenden Gewebes und es kommt weiterhin zu Verdickungen des Bindegewebes, Verwachsungen mit der Umgebung. So entstehen dann Gebilde, die ein verhältnissmässig kleines Lumen besitzen, dagegen eine äusserst dicke mehr oder minder zellreiche Wandung.

Noch andere Bilder liefern die soliden Tumoren. Sie sehen auf den Querschnitten in dem meist zellarmen derben Bindegewebe zahlreiche mit Epithel ausgekleidete Spalten und Hohlräume, die aber alle mit dem Hauptgang in Verbindung stehen und sich von diesem aus leicht injiciren lassen. Es scheint mir durch das Vorhandensein zahlreicher Uebergangsformen zu den dickwandigen buchtigen Säcken erwiesen, dass alle jene Spalten nur verschieden liegenden Querschnitten von zahllosen Ausbuchtungen des stark verlängerten von Bindegewebe eingeengten Ausführungsganges entsprechen. Daher kann ich mich auch nicht dem Vorschlage des Herrn O r t h anschliessen, diese Tumoren als Adenome aufzufassen, sondern glaube, dass man besser thut, sie als Fibrome oder Cystofibrome zu bezeichnen.

Wie ist die Entstehung dieser Cysten und Fibrome zu deuten? Angeborene Bildungen sind sie wahrscheinlich nicht. Ich habe sie nie bei Individuen unter 17 Jahren angetroffen, sonst vertheilten sie sich ziemlich gleichmässig auf die übrigen Altersstufen; das männliche Geschlecht war dabei sehr stark bevorzugt. Wichtig ist aber eine Zusammenstellung der begleitenden Erkrankungen der

Luftwege. Ich fand sie 38mal bei Phthisis, 11mal bei chronischer Bronchitis, Bronchiectasien und Emphysem, 8mal bei Stauungskatarrhen der Luftwege neben alten Herzfehlern und nur in 13 Fällen betrafen die Gebilde Individuen, bei welchen auf dem Sectionstisch keine chronische Veränderung des Respirationstraktus erkennbar war. Man darf aus diesen Zahlen wohl den Schluss ziehen, dass ein enger Zusammenhang zwischen Cystenbildung und Katarrhen besteht, um so mehr, da wir ja wissen, dass chronische Katarrhe oft mit starker Wucherung der Schleimdrüsen einhergehen und an manchen Präparaten Uebergänge starker Drüsenwucherungen zu Cystenbildungen erkennbar sind. Immerhin bleibt aber noch eine kleine Zahl von Fällen übrig, wo dieser Zusammenhang zwischen Cysten und Katarrh sich nicht nachweisen lässt und die Aetiologie unklar bleibt.

Ich will noch hinzufügen, dass die Cysten und Fibrome von wechselnder Grösse sind, erbsen- bis haselnuss- und taubeneigross. Sie sind solitär oder multipel, zuweilen sehr zahlreich. In einem Fallekonnte ich an einer Trachea 30—40 derartige Cysten finden, die sich dachziegelförmig als schlaffe Säcke deckten. Ihr Sitz ist meist im oberen Drittel der Trachea, selten im mittleren, noch seltener im unteren Drittel oder an einem Hauptbronchus. Merkwürdigerweise sitzen sie fast immer am Rande zwischen dem knorpligen und häutigen Theil der Trachea und zwar mit wenigen Ausnahmen auf der rechten Seite, eine Eigenthümlichkeit, für die ich keine Erklärung finden kann. Der Inhalt ist meist schleimig, seltner eitrig, bisweilen wird er von weichen Käsemassen gebildet und giebt dann leicht Veranlassung zu Verwechselung mit erweichten tuberkulösen Drüsen.

Diese Verschiedenheit des Inhalts ist auf das Vorkommen verschiedenartiger Mikroben in dem stagnirenden Inhalt der Säcke zu beziehen. Die bakteriologische Untersuchung des Cysteninhalts ergiebt oft die Anwesenheit sehr zahlreicher Mikroben, von denen ich Staphylococcen, Streptococcen, Pneumococcen und verschiedene Stäbchen fand. Ganz besonders häufig traf ich bei Phthisikern den Tuberkelbacillus an, zuweilen in solcher Massenhaftigkeit und Reinheit, dass eine Fortwucherung dieser Mikroben im Sackinhalt vorausgesetzt werden durfte. In solchen Fällen waren die Bacillen auch in den tieferen Schichten der Wandung, welche kleinzellige Infiltrate und riesenzellhaltige Tuberkeln in grosser Zahl enthielten, nachweisbar. Durch Zerfall des tuberkulösen Gewebes bildeten sich in einigen Fällen kleine käsehaltige Kavernen.

Dieses regelmässige Auftreten von Mikroben in den Cysten, ferner die Anwesenheit von Pigment und anderen aus den Luftwegen stammenden Elementen, weiterhin die Möglichkeit, die Cysten durch Injection von Wasser in die Trachea mit Leichtigkeit zu füllen, spricht dafür, dass eine regelmässige Kommunikation zwischen Cysten und Tracheallumen besteht und es ist daher die Vermuthung Eppingers wohl gerechtfertigt, dass bei den grösseren Cysten der beim Husten so häufig erhöhte intratracheale Druck eine nicht unwesentliche Rolle spielt. Die Cysten wären demnach nicht allein als Retentionscysten, sondern in gewissen Fällen auch als Pulsionsdivertikel aufzufassen.

Auffallend ist es nun, dass alle diese oft sehr dünnwandigen, oft mit Eiter und käsigen Massen erfüllten Gebilde so äusserst selten zu Störungen Veranlassung geben. Ich habe es nur einmal gesehen, dass eine derartige Cyste perforirt war und eine Infiltration des retrotrachealen Gewebes hervorgerufen hatte. Da es sich um einen Phthisiker in extremis handelte, war dadurch keine erkennbare Störung hervorgerufen worden. Dann kenne ich nur noch einen Fall von Heller, wo eine kleine Cyste in den Oesophagus perforirt war und so eine indirekte Kommunikation zwischen den beiden Röhren gebildet hatte. Auch dieser Fall blieb klinisch unbemerkt. Ich möchte daher voraussetzen, dass alle jene Gebilde wohl kaum je ein klinisches Interesse beanspruchen dürften. Wenn in der älteren Literatur mehrfach Angaben vorliegen, dass cystische Trachiectasien zu schweren Symptomen Veranlassung gaben und sogar dem Messer des Chirurgen verfielen, so möchte ich doch glauben, dass vielleicht Verwechselungen mit anderen Dingen, speciell mit Tracheocelen vorgelegen haben möchten. Es scheint mir daher empfehlenswerth, an die Stelle der bisher gebräuchlichen Bezeichnung „Trachectasie“ lieber die genauere Benennung retrotracheale Schleimdrüsencyste oder retrotracheales Schleimdrüsencystofibrom zu setzen.

Discussion.

Herr Chiari: Ich bin der Meinung, dass für diese Bildungen der Terminus „Divertikel“, wie derselbe von Rokitansky zuerst gebraucht wurde, beibehalten werden sollte, da er die Verhältnisse gut bezeichnet.

Herr Orth: Wenn ich auch die Erfahrung gemacht habe, dass die besprochenen Bildungen keineswegs selten sind, so kann sich meine Erfahrung doch nicht mit derjenigen des Herrn Simmonds messen. Ich habe aber auch schon gegenüber den rein blasigen Bildungen grosse Zweifel über die Berechtigung, von Adenomen zu sprechen, erfahren und gebe gegenüber genaueren Untersuchungen den Namen gern preis. Aber gegenüber den fast ganz soliden Formen dieser Bildungen kann ich wie früher so auch heute nicht die Bezeichnung Divertikel für geeignet halten.

Herr Simmonds: Ich habe aus denselben Gründen wie Herr Orth die Bezeichnung Divertikel unterdrückt. Es kommen alle Uebergänge von den cystischen Gebilden zu den soliden Tumoren vor, die alle desselben Ursprungs sind, und es wäre die Bezeichnung Divertikel nur für einen kleinen Theil der Fälle zutreffend. Fernerhin giebt die Bezeichnung Divertikel leicht Anlass zu Verwechselung mit den divertikelartigen Ausbuchtungen der hinteren Trachealwand und dadurch ist in der älteren Literatur oft viel Verwirrung geschaffen worden.

XXVII.

Herr Richard Kretz-Wien:

Ueber die Beziehungen zwischen Toxin und Antitoxin.

Von den Ansichten, welche über die Beziehungen zwischen Toxin und Antitoxin gebildet wurden, hat die Hypothese Ehrlich's von der Seitenkettennatur der specifischen Antikörper den grössten Einfluss auf die weiteren Forschungen genommen. Insbesondere hat die Entdeckung Wassermann's über die schützende Wirkung der Gehirnsubstanz nicht immunisirter Thiere gegen Tetanus das Ansehen der Ehrlich'schen Theorie noch weiter gefestigt.

Ehrlich nimmt an, dass die Antitoxin erzeugenden Gifte in der Weise den lebenden Organismus schädigen, dass sie an specifische Affinität zeigenden Seitenketten des Protoplasma's sich festsetzen und dieselben dadurch ausser normale Function bringen. Betrifft die Schädigung viele und lebenswichtige Elemente, so tritt Erkrankung und Tod ein; andernfalls wird der geschädigte Theil eliminirt und dann durch Neubildung wieder ersetzt und bei wiederholter Zerstörung und compensirender Regeneration tritt schliesslich eine übers Ziel schiessende Regeneration ein; die überzählig gebildeten Seitenketten werden ins Blut abgestossen; sie binden jetzt, im Blute frei circulirend, alles eingeführte Gift so rasch und leicht, dass jede Schädigung der Seitenketten des Protoplasmas der lebenden Zellen und damit jede Erkrankung ausbleibt. Diese frei circulirenden Seitenketten bilden also das wirksame Antitoxin im activ und ebenso, einem neuen empfänglichen Thiere injicirt, im passiv immunen Individuum.

Da der directe Giftwerth der Toxine und ihr Bindungswerth gegen eine Antitoxineinheit unter gewissen Umständen in gesetzmässiger Weise variirt, so unterscheidet man an den Toxinen „haptophore" und „toxophore" Atomcomplexe; nur die ersteren sind für die Natur der Antikörper massgebend.

Ehrlich's Hypothese kann jedoch unmöglich die Beziehungen zwischen Toxin und Antitoxin richtig erklären, denn sowohl bei der gewöhnlichen Methode der Immunisirung, wie bei der sogenannten Immunisirung durch äquilibrirtes Toxin, nach Babes, und bei der „paradoxen Reaction" activ immuner Thiere ergeben sich unlösbare Widersprüche zwischen den thatsächlichen Verhältnissen und den theoretisch zu erwartenden Ergebnissen; in allen drei angeführten Fällen können die Antitoxine, die freien Seitenketten nach Ehrlich, nicht unmittelbar giftbindend wirken.

Ein Pferd beispielsweise, das nach der gewöhnlichen Methode zur Diphtherie-Antitoxin-Erzeugung behandelt wird, hat bei Erreichung eines 50fachen Serums in seinem Blute zumindest 350000 I. E. aufgespeichert; 100—200 ccm eines Toxines von etwa 0,04 dosis letalis für Meerschweinchen besitzen ein Antitoxinbindungsvermögen etwa zwischen 20 und 40 I. E.; sie binden also vielleicht $^1/_{1000}$ der im Pferde vorhandenen Antikörper; und dennoch erreicht das Thier nach einigen derartigen Toxininjectionen den Werth eines 100fachen Serums und diese Toxininjectionen sind unbedingt nöthig, um die Steigerung des Werthes von 50 auf 100 herbeizuführen. Wie sollen hier die Toxininjectionen eine weitere über compensirende Regeneration der Seitenketten veranlasst haben, wenn Antitoxin, d. h. Seitenketten im Thiere im riesigen Ueberschusse, im gegebenen Beispiel 349000 I. E., vorhanden sind? Noch anschaulicher zeigt sich die Incongruenz zwischen thatsächlichem Verhältniss und dem theoretisch zu erwartenden Ergebniss bei der Antitoxinerzeugung durch äquilibrirtes, oder wie ich die Methode handhabe, durch Toxin, das mit specifischem Serum weitaus übercompensirt ist; auch auf diese Art behandelt, bilden die Pferde ganz ebenso Antitoxin wie bei der ursprünglichen Erzeugungsmethode; die Antitoxinproduction hängt ausschliesslich von der Menge der einverleibten Toxinkörper, nicht von der Menge der injicirten Schutzkörper ab; hier kann schon von der allerersten Injection an eine Einwirkung des Toxines auf die Seitenketten des Protoplasmas des Thieres nicht stattfinden, es fehlt hier also jede Ursache zur Bindung, zur Ausstossung und damit auch zur übercompensirenden Regeneration derselben. Die Antitoxinbildung ist also unabhängig von der Einwirkung des Antitoxines auf das Toxin im Thierkörper.

Dass die Beziehungen zwischen Toxin und Antikörper nicht die einer einfach neutralisirenden Bindung sind, zeigt in anderer Weise ein schon lange gekanntes Phänomen: die paradoxe Reaction activ immuner Thiere; wenn nur die Menge des Toxin bindenden Antitoxines den Eintritt der Vergiftung bestimmen würde, könnte die letale Giftwirkung der Toxine bei colossalem Ueberschusse der Antitoxine nicht eintreten; dass sie dennoch eintritt, ist ein bindender Beweis dafür, dass die Annahme einer neutralisirenden Wirkung des Antioxines unrichtig ist.

Der Grenzwerth der completen Absättigung einer Giftlösung durch den Antikörper ist also kein wahrer Glattwerth und die klinische Reactionslosigkeit der Versuchsthiere kein Beweis dagegen, dass die Mischung nicht dennoch verarbeitet werden muss. Ich möchte bei der Gelegenheit bemerken, dass der Wassermann'sche Schluss

1 Tet.-Tox. + 1 Tet.-Antit. = Lo.
und 1 Tet.-Tox. + 1 Theil Hirnsubstanz = Lo
also 1 Theil Hirnsubstanz = 1 Tet.-Antitoxin

nicht bindend ist. Denn diese Gleichungen sind nicht erschöpfend, sondern sie enthalten viele unbekannte Functionen, die nicht ausgedrückt erscheinen.

Wenn zwei Säureproben eine fixe Menge Alkali auf neutrale Reaction bringen, brauchen die Säuren nicht identisch zu sein; die wahrscheinlich richtig angenommene Seitenkettenwirkung der Hirnsubstanz eines nicht tetanusimmunen Thieres ist darum kein Beweis für die Seitenkettennatur der specifischen Antikörper. Einen analogen Fehlschluss macht Cobett, indem er aus der parallelen Zerlegung eines Toxines durch specifisches und natürlich antitoxisches Serum auf die Identität des wirksamen Principes schliesst, während er nur eine gleiche Abstufung der Affinität zu den Toxinkörpern behaupten kann.

Aus den bisherigen Ausführungen ergibt sich, dass im Glattwerthe Ehrlich's eine Function des Toxines versteckt enthalten ist, die sich als antitoxinerzeugende Componente der Toxinwirkung definiren lässt; nun kann die antitoxinbildende Reaction des Thierkörpers erschöpft werden, und dann tritt auch bei collosalem Antitoxinüberschuss eine Giftwirkung ein: die paradoxe Reaction; so lange sie aber nicht erschöpft ist, sind die Beziehungen zwischen Toxin und Antitoxin einfach quantitative wie z. B. für Meerschweinchen das Diphtheriegift innerhalb der einfachen und der hundertfachen Dosis letalis durch ein proportionales Multiplum des Serums prompt ausgeglichen wird.

Der Nachweis einer zweiten Einzelcomponente in einer specifischen anti-infectiösen Reaction ist nicht ohne Analogie: M. Gruber hat aus den antibacteriellen Seris die Agglutinine isolirt, Wassermann hat durch Zugabe eines nicht specifischen, allein unwirksamen Serums antibacterielles Serum (bei Typhus) in seinem Wirkungswerthe wesentlich gesteigert, und für die Hämolysine haben Ehrlich und Morgenroth den specifischen Körper und das nicht specifische Complement sicher getrennt nachweisen können. Zum Aufsuchen der zweiten Einzelcompenente in der Antitoxinwirkung können vielleicht die Atypien in der Reaction activ immuner Thiere einen Anhaltspunkt geben; es liegt nahe anzunehmen, dass die Infiltratbildung und das hohe Fieber in der atypischen Tetanusgiftwirkung, das Vortreten degenerativer Leberprocesse bei alten Diptheriepferden auf jene Function des activ immunen Thieres zu beziehen sind, welche sich als Antitoxinbildung nach Toxineinverleibung — auch beim Vorhandensein des schützenden specifischen Antikörpers — kundgiebt.

Nach alledem kann die Annahme einer reinen Neutralisirung des Toxines durch das Antitoxin und damit die Hypothese von der Seitenkettennatur der specifischen Antikörper nicht richtig sein; das soll nicht hindern anzuerkennen, dass die geniale Theorie Ehrlich's in höchstem Grade befruchtend und fördernd auf die medicinische Wissenschaft gewirkt hat.

Discussion.

Herr v. Baumgarten: Ich glaube nicht, dass die agglutinirenden Substanzen an sich etwas Specifisches sind, da man mit jedem normalen Kaninchenserum die ausgezeichnetsten Agglutinationen an Typhus-, Cholera- und anderen kleinen und beweglichen Bacterien hervorrufen kann.

Herr Kretz: Ich kann die Identificirung der „natürlich" vorkommenden Agglutinine mit den specifischen nicht als sicher annehmen, da die Gemeinsamkeit einer einzigen Reaction, die auch durch sicher differente Mittel erzeugt werden kann, nicht ausreichend ist, sie zu beweisen.

Herr v. Baumgarten: Ich weiss sehr wohl, dass man durch Alkohol, Formalin etc. Zusammenklumpungen von Bacterien hervorrufen kann, aber um derartige Stoffe kann es sich doch im normalen Kaninchenserum nicht handeln. Bei der grossen Uebereinstimmung der Wirkung dürfte es doch sehr wahrscheinlich sein, dass die immerdar im lebenden Körper vorhandenen agglutinirenden Stoffe mit den beim Immunthier auftretenden „Agglutininen" identisch und nur quantitativ verschieden sind.

Herr Kretz: Die Identität der Körper im „natürlichen" und specifischen agglutinirenden Serum ist wohl möglich, aber bisher nicht bewiesen.

XXVIII.

Herr M. Mühlmann-Odessa:

Ueber die Veränderungen der Nervenzellen in verschiedenem Alter[1].

Die Nervenzellen erleiden während deren Entwickelung alle drei Stadien der Atrophie, sowohl die plastische, als die histogenetische und die necrotisirende (1). Die erste Umformung der embryonalen Epithelzellen, der grossen polymorphen Blastzellen in die Elemente der Medullarplatte und des Medullarrohrs, in kleinere, kubische und cylindrische, gegenseitig abgeplattete Zellen stellt die plastische Atrophie dar. Darauf kommt nach His (2) die Umbildung der Cylinderzellen in verjüngte, spitze Spongioblasten, resp. runde Keimzellen, die gleichfalls an ihren Enden sich verjüngen und zu Nervenzellen werden. Am schönsten ist diese histogenetische Atrophie in der Umwandlung der Nervenzellen in Nervenfasern, wie dies namentlich besonders Kupffer (3) schildert, ausgesprochen. Wie ich schon an anderen Orten (4) nachzuweisen versuchte, kommen diese Formen der Atrophie durch den Kampf der Zellen um Raum und Nahrung zu Stande. Da mit der Vermehrung der Zellen dieser Kampf immer schärfer wird, so bleibt es nicht bei der histogenetischen Atrophie stehen, sondern nachdem alle an dem dem Centralnervensystem entsprechenden Orte gebildeten Blastzellen sich in Folge dieses Kampfes in Nervenzellen und Nervenfasern umgewandelt haben, und die Vermehrung der Zellen auch trotz zahlreicher Faltenbildungen (Windungen) des Gehirns wegen den durch die Knochenkapsel dargebotenen Hindernissen nicht mehr fortschreiten kann, können wir an den Nervenelementen Veränderungen beobachten, die alle Zeichen eines Nahrungsmangels tragen und von mir zu der dritten Form der Atrophie — zu der necrotisirenden zugerechnet werden. Als solche betrachte ich nämlich die Fettpigmentmetamorphose der Nervenzellen, welche vom Pubertätsalter

[1] Der erste, allgemeine, Theil des Vortrages ist bereits in der Deut. med. Wochen. Nr. 41. 1900 wiedergegeben worden.

an sich kenntlich macht, worüber ich bereits eine vorläufige Mittheilung (5) machte.

Alles was hierbezüglich bis jetzt bekannt ist, gilt meistens für die Veränderungen der Nervenzellen im höheren Alter. Aeltere Arbeiten über senile Hirnveränderungen finden bei Demange (6) ausführliche Berücksichtigung. Alle: Ollivier, Cruveillier, Geist (7), Rokitansky, Durand-Fardel fanden die Ganglienzellen atrophisch verändert: Pigment- und Fettmetamorphose derselben, interstitielle Wucherung, starke atheromatöse Veränderungen der Hirngefässe bis zur völligen Obliteration vieler von ihnen, sowie auch manchmal Obliteration des Centralcanals des Rückenmarks. Die Atrophie der Hirnsubstanz kennzeichnet sich an der Verdünnung der Rindensubstanz, starkem Klaffen der Hirnspalten, Verjüngung und Abrundung der Hirnwindungen. Der durch Atrophie zu Stande kommende freie Raum soll einen negativen Druck erzeugen, und das Oedem des alten Gehirns am Sektionstisch soll ein Hydrops ex vacuo sein. Leyden (8) fand in einem Falle die Veränderungen der Ganglienzellen des Rückenmarkes so ausgesprochen und ausgedehnt, dass er sich berechtigt hielt, den progressiven Muskelschwund beim Greise damit in Zusammenhang zu bringen. Bieljakow (9), Kostjurin (10) beschäftigten sich speciell mit den Veränderungen, welche an der Grosshirnrinde des alten Menschen zu beobachten sind und konnten im Allgemeinen die Untersuchungen früherer Forscher bestätigen. Von den Ergebnissen der Untersuchungen Kostjurin's ist hervorzuheben, dass er ausgesprochene Veränderungen auch an den Nervenfasern konstatirte: sie wurden atrophirt und in fettähnliche Körnchen zerfallen gefunden. Wichtig ist ferner seine Beobachtung, dass die Stärke der atrophischen Processe im Gehirn der Greise nicht mit dem Jahresalter parallel, sondern mit dem Sinken des Körpergewichts steigt.

Von den neueren Arbeiten wäre diejenige von Hodge (11) zu erwähnen, der seine Artikel zwar „Die Veränderungen der Ganglienzellen von der Geburt bis zum Alterstod“ betitelt, in der That aber nur die Spinalganglienzellen und nur von drei Individuen einem Neugeborenen, einem erwachsenen, 47jährigen Manne und einer 92 Jahre alten Person untersuchte. Er wandte Osmiumfixation an und konnte an den Ganglienzellen des alten Mannes starke Fettmetamorphose constatiren, was schon bis dahin an den Ganglienzellen des Gehirns und des Rückenmarks, wie erwähnt, längst bekannt war. Beim 47 jährigen, durch einen Unglücksfall verstorbenen Mann wurden die Spinalganglienzellen ganz ausserordentlich stark fettig degenerirt gefunden; Hodge war darüber so verwundert, dass er gar nicht daran denken will, dass es sich um eine gewöhnliche Erscheinung handelt; er meint vielmehr, der Mann wäre „wahrscheinlich" Alkoholiker gewesen und will sich deshalb nicht weiter mit diesem Fall, als einem echt pathologischen, näher beschäftigen. Beim Kinde waren die Spinalganglienzellen gar nicht verändert. Wie man dazu kommt, eine derartige Untersuchung von Spinalganglienzellen dreier Leute, von denen ein Mann zur Schlussfolgerung angeblich ungeeignetes Material darbot, mit dem Titel: Change in the Ganglion Cells from Birth to senile Death zu vermerken, ist unbegreiflich!

Viel ausgiebiger sind die Untersuchungen der Nervenzellen in dieser Hinsicht von Pilcz (12) und Rosin (13) ausgeführt worden. Pilcz fand in den Nervenzellen Erwachsener Pigment als eine ziemlich regelmässige Erscheinung, und zwar soll das hellgelbe Pigment vom 6. Lebensjahre an auftreten. Er untersuchte die Präparate meist frisch; an einigen prüfte er die Wirkung der Osmiumsäure, welche die Granula dunkler färbte. Rosin fand die Fettkörnchen schon bei einem 17 jährigen Individuum und ist mit Pilcz geneigt, das Auftreten derselben als eine normale Erscheinung zu betrachen. Die Körnchen sollen mit der Fettmetamorphose als einer pathologischen Erscheinung in keiner Weise in Beziehung stehen. Kürzlich erschien eine Arbeit von Obersteiner (14), welcher an den Gliazellen der Mollecularschnitte des Grosshirns Fett- und Pigmentkörnchen schon bei einem 14 jährigen Individuum nachweisen konnte. Er spricht die Vermuthung aus, dass analoge Erscheinungen auch an den Ganglienzellen wahrscheinlich verfolgt werden könnten. Mit Pilcz und Rosin glaubt er diese Bildung als ein normales Vorkommen ansehen zu können.

Die Literatur hat somit zwar ein ziemlich reiches Material zusammengebracht, die Schlussfolgerungen sind aber, was die Arbeit von Rosin betrifft, aus ziemlich vereinzelten Thatsachen gezogen. Als ich meine Untersuchung begann, sind mir die Arbeiten dieses Verfassers, ebensowenig wie diejenige von Pilcz und Obersteiner, unbekannt gewesen, und ich nahm es mir vor, auf Grund der von mir in meiner Alterstheorie geäusserten Gedanken die Veränderungen der Nervenzellen in verschiedenen Alter genauer zu verfolgen, zu welchem Zwecke ich die Nervenzellen von verschiedenen Orten des Nervensystems von der Geburt an beinahe von Jahr zu Jahr untersuchte, aus jedem Altersjahrzehnt Nervenzellgruppen verschiedenen Untersuchungsmethoden aussetzte, um auf diese Weise ein systematisches Bild von den Altersveränderungen zu gewinnen.

Der Untersuchung wurden regelmässig folgende drei Orte des Centralnervensystems ausgesetzt: Medulla oblongata, Rückenmarkquerschnitt an verschiedenen Stellen und Spinalganglien. Stückchen von diesen Stellen wurden allen untersuchten Leichen entnommen. Ausserdem wurden von einigen auch Hirnstellen (Rinde) untersucht. Bei der Wahl der Leichen wurde darauf geachtet, dass Stückchen nur von solchen Individuen entnommen würden, welche weder an Nervenkrankheiten, noch an auszehrenden oder gar Intofication gestorben sind; bei der Bearbeitung der an Infectionskrankheiten gestorbenen wurde darauf geachtet, dass zur Untersuchung nicht solche Individuen gelangen, bei denen der Krankheitsverlauf nervöse Complicationen aufwies. Somit wurde nur solches Material gebraucht, welches, was das Nervensystem betrifft, als ungefähr „normales" gelten könnte. Das Material wurde ziemlich frisch der Untersuchung ausgesetzt, da ich oft die Möglichkeit hatte, Leichen 4, 6, 8 und höchstens 12 Stunden nach dem Tode zu seciren. Zur Untersuchung wurden Leichen von folgendem Alter benutzt: 1 neugeborenes Kind, 2 einjährige, je 1 Individuum im Alter von 2, 3, 8, 15, 18, 19, 24, 26, 29, 38, 48 und 53 Jahren, 2 60jährige, 3 70jährige, 3 83jährige und 1 Individuum im Alter von 90 Jahren. Pathologisch-anatomische Diagnosen lauteten auf Endocarditis, Pneumonia cruposa, Nephritis chronica bei Erwachsenen und Inanitio, Scarlatina, Hydrophobia bei den Kindern (bis zum 10. Jahre). Die 29jährige Leiche stammte von einem gesunden kräftigen Manne, der vom Pferdeeisenbahnwagen überfahren wurde und an inneren Blutungen (Leberriss) einige Stunden darauf starb; sein Gehirn und Rückenmark waren unverändert.

Die Präparate wurden sowohl frisch als nach Fixation einige Millimeter dicker Stückchen in Osminmgemischen von Flemming oder von Altmann innerhalb von 24—64 Stunden (je nach der Frische der Flüssigkeit) und Einschluss in Paraffin untersucht.

Es stellte sich heraus, dass bei allen Individuen vom Pubertätsalter an (also bei mir vom 15jährigen Knaben an) an den Nervenzellen, sowohl der Hirnrinde, als des Rückenmarkes und der Spinalganglien ein bei jüngeren Individuen hellgelbes, bei älteren dunklergelbes (goldgelbes) Pigment auftritt, welches aus glänzenden kleinen Körnchen besteht, die sich von Fettkörnchen, welche bei der Fettmetamorphose der parenchymatösen Zellen nur durch ihren gelblichen graulichen Schimmer unterscheiden und exquisit durch Osmium geschwärzt werden. Die Körnchengruppe hat innerhalb der Zelle eine charakteristische Lage, die sie von der Fettmetamorphose, welche bei den sonst regressiven Veränderungen auftritt, leicht unterscheiden lässt. Während nämlich bei der letzteren die Fettkörnchen über die ganze Zelle mehr oder minder regelmässig zerstreut sind, besteht die beobachtete normalerweise an den Nervenzellen auftretende Erscheinung in einer dichten Auflagerung von goldgelben Körnern an einem bestimmten Orte des Zellleibes, während der übrige Zellraum gänzlich frei davon bleibt. Der Untreschied in der Lage dieser normalen Körnergruppe von der Lage der durch entzündliche regressive Fettmetamorphose hervorgebrachten liess sich an den Nervenzellen selbst constatiren. Bei dem neugeborenen an Inanition gestorbenen Kind, ebenso wie bei dem 2jährigen an Enteritis follicularis gestorbenen war an den Ganglienzellen keine Spur von Körnelung zu constatiren; an den Osmiumpräparaten, wo die Schwärzung der Myelinscheiden das Durchdringen des Osmium bis in die Tiefe hinein deutlich demonstrirte, war kein schwarzes Körnchen in den Zellen zu beobachten. Dagegen konnte beim 3jährigen Hydrophobiker, sowohl wie beim 8jährigen an Scarlatina septica gestorbenen Mädchen an den meisten Nervenzellen eine schwache hellglänzende Körnelung constatirt werden, die auf Osmium schwarz reagirte und unzweifelhaft eine Fettmetamorphose der Zelle darstellte. Die Lage der Körnchen war aber derartig, dass man sie gänzlich von der normalen Körnchung der Nervenzellen unterscheiden konnte: sie waren durch die ganze Zelle regelmässig zerstreut und nicht an einem Theil derselben dicht angehäuft, wie es beim normalen Auftritt der Fall ist.

Ausser ihrem Aussehen und der Osmiumreaction charakterisirt sich die normale Körnchung durch Widerstandsfähigkeit gegen Essigsäure und schwache Kalilauge, Löslichkeit in Xylol. Nach der Aetherbehandlung verschwindet der Glanz, die Gelbfärbung bleibt. Rosin erzielte nach längerer Alkoholätherbehandlung der Hirnstückchen keine Osmiumschwärzung.

Die gefundenen Veränderungen der Nervenzellen waren so regelmässig bei jeder Leiche über dem 15. Lebensjahre hinaus zu beobachten, dass ich es schliesslich nicht für nöthig hielt, die Zahl der zu untersuchenden Fälle zu vermehren. Es zeigt sich, dass der Grad der Fettpigment-Körnchung nicht ganz mit dem Alter zunimmt, insofern, als beim 29jährigen Manne ebenso starke Veränderungen gefunden wurden, als beim 70jährigen Menschen. Im Allgemeinen lässt sich doch constatiren, dass bei älteren Leuten die Fettkörnergruppe einen viel grösseren Theil des Zellraumes einnimmt, als bei jüngeren. Bei Greisen kann man eine Reihe von Zellen finden, die ganz von der Körnchengruppe ausgefüllt sind und nur ein ganz minimaler Ring vom Zellleibe um dieselbe frei bleibt. Ganz besonders stark tritt der Unterschied zwischen jüngeren und älteren Individuen auf in Bezug auf die Zahl der veränderten Zellen. Während man beim jüngeren Individuum im Alter von 15, 20, 30 Jahren in jeder Zellgruppe einige Zellen ganz frei von der Fettpigment-Körnchung findet, ist die Zahl der unveränderten Zellen bei 50, 60 und besonders bei über 70 Jahre alten immer beschränkter.

Was die Vertheilung der normalen Fettpigmentmetamorphose auf verschiedene Theile des Nervensystems betrifft, so sind die Verhältnisse bei einzelnen Individuen sehr schwankend. Am regelmässigsten wird die Metamorphose an den Spinalganglienzellen, sowie an den Vorderhornzellen des Rückenmarkes angetroffen. Ich lenkte ganz besondere Aufmerksamkeit auf die Vertheilung der Fettmetamorphose in der Medulla oblongata, namentlich am Boden des vierten Ventrikels innerhalb der lebenswichtigen Centra und konnte als regelmässige Erscheinung das stärkere Betroffensein des Hyroglossuskernes constatiren: an denselben tritt die Fettpigmentmetamorphose am ehesten auf, während die mehr lateral gelegenen Vagus- und Accessoriumskerne im späteren Alter betroffen werden. Bei 70jährigen Individuen konnte ich an den Vagusaccessoriuszellen die Körnchen deutlich sehen, sie waren aber doch nicht in dem hohen Masse vertreten, wie im Hypoglossuskern. Im letzteren ist bei diesen älteren Individuen beinahe keine Zelle von der Fettmetamorphose frei, und zwar ist die Anfüllung mit Körnchen hier ebenso dicht und ebenso ausgedehnt im Zellraum, wie in den Zellen der Vorderhörner des Rückenmarkes. In der Vertheilung der Fettpigmentmetamorphose innerhalb des Vagusaccessoriuskernes konnte ich vorläufig die Beobachtung machen, dass je mehr medianwärts die Zelle liegt, um so stärker ist in ihr die Fettmetamorphose ausgesprochen, je mehr lateralwärts um so geringer. Diese Beobachtung stimmt mit meiner Theorie des im Wachsthum überhaupt herrschenden Gesetzes der peripheren Entfaltung und centralen (medianen) Schrumpfung ziemlich überein. Merkwürdig ist auch die geringere Betheiligung der Fettpigmentmetamorphose an den Olivenzellen. Dieselben werden hie und da von der Fettpigmentmetamorphose betroffen (namentlich constatirte ich sie bei einem phthisischem Individuum und bei einem Greise); im Allgemeinen werden sie aber von derselben verschont.

Ueber die Bedeutung der Befunde kann vorläufig, wo wir die normale Function der Ganglienzellen wenig kennen, nur hypothetisch gesprochen werden. Wenn die Metamorphose regelmässig in gewissen Altersstufen angetroffen wird, so stehe ich doch nicht an, die Erscheinung in die Reihe der pathologischen Vorgänge zu schieben, und in dieser Beziehung weicht meine Ansicht von denjenigen, die die Erscheinung bis jetzt bruchweise beobachtet haben, gänzlich ab. Ich kann nicht mit Rosin u. A. überstimmen, die meinen, dass die Fettpigmentbildung auf die Function der Zelle keinen üblen Einfluss haben kann oder dass sie überhaupt mit der Function der Zelle nichts zu thun hat, und stelle vorläufig folgende Gründe auf zur Vertheidigung der Ansicht, dass wir es hier mit einer Erscheinung zu thun haben, die der pathologischen Fettmetamorphose durchaus analog ist:

1. Das Sinken des Gewichtes irgend eines Organs wird stets als pathologische Erscheinung gedeutet, indem damit gleichzeitig an einer Atrophie des Organs gedacht werden muss. Die Fettpigmentmetamorphose der Nervenzellen des Centralnervensystems beginnt zur Zeit aufzutreten, als das Organ an Gewicht zu sinken beginnt. Aus der Zusammenstellung von tausenden von Wägungen konnte ich nachweisen, wie regelmässig das Hirngewicht mit dem Pubertätsalter abzunehmen beginnt. Mikroskopisch kennzeichnet sich diese Atrophie im Auftreten der Fettpigmentkörnchenin den Ganglienzellen. Diese Erscheinung muss also als eine pathologische angesehen werden.

2. Die Function des Nervensystems ist zwar im Allgemeinen wenig bekannt und kann deshalb nicht zur Entscheidung der Frage nach der Art der Erscheinung zugezogen werden; die Function als

Folge der structurellen Verhältnisse kann zwar überhaupt nicht getrennt von der Structur als Massstab für die Beurtheilung des Normalen und Abnormen dienen[1]); doch will ich den herrschenden Ansichten zu Hilfe gehen und an eine Thatsache erinnern, die etwas nachdenken lässt. Die hier als regelmässig vom Pubertätsalter an auftretend geschilderte Erscheinung ist für die senilen Hirnveränderungen als charakteristisch schon längst bekannt. Beinahe alle Autoren, die dieselbe beschrieben haben, zweifeln nicht, die Pigmentmetamorphose als eine senile Erscheinung zu bezeichnen und wollen damit sagen, dass die die Senilität charakterisirenden functionellen Veränderungen der normalen Körperverrichtungen mit diesen Veränderungen der Nervenzellen in Zusammenhang zu stellen sind; ich habe schon darauf hingewiesen, dass Leyden geneigt ist, die senile Muskelatrophie von der Pigmentatrophie der Vorderhornzellen des Rückenmarkes abhängig zu machen. Ebensogut wollen Andere die Abschwächung der Sinnesempfindungen, die paretischen Erscheinungen an den Gliedern, die allgemeine Körperschwäche mit den senilen Veränderungen der Nervenzellen in Verbindung setzen. Nun wissen wir aber jetzt, dass diese „senilen" Veränderungen sehr früh auftreten, wo nach der allgemeinen Auffassung von Senilität noch keine Rede ist. Das logische Denken muss verlangen, dass wir den Beginn jener senilen functionellen Veränderungen sehr früh in das Pubertätsalter hinein versetzen. Dass wir sie nicht sehen, besagt blos, dass unsere physiologische (klinische) Untersuchungsmethoden noch zu unzuverlässig sind, als dass wir auf Grund der Ergebnisse derselben Schlüsse in Bezug auf die uns interessirende Frage ziehen dürften. Die structurellen Ergebnisse der Untersuchungen lassen für mich keinen Zweifel übrig, dass mit der Verfeinerung unserer Untersuchungsmethoden auch die Physiologie den Beginn der „senilen" Functionsänderungen im Pubertätsalter nachzuweisen im Stande sein wird.

3. Zum Nachweis der degenerativen Veränderung der Zelle will man im Verhalten des Kernes und im sonstigen Verhalten der Zelle Anhaltspunkte haben. Der Kern kann bei der Fettpigmentmetamorphose oft ganz unverändert aussehen, und doch glaube ich kaum, dass dies als Gegenbeweis für die regressive

[1]) Näheres zur Begründung dieser Ansicht finde man in meiner Alterstheorie.

Metamorphose der Nervenzelle dienen kann. Abgesehen davon, dass unsere Methoden überhaupt noch sehr wenig Sicherheit gewähren, als dass wir auf Grund der mittels derselben gewonnenen Erfahrung auf die Intactheit des Kernes schliessen dürften, gestattet die Erfahrung, welche wir an einer Zellart gewonnen haben, noch nicht dieselbe direct auf eine andere zu übertragen. Die degenerativen Veränderungen des Kernes sind hauptsächlich bei der regressiven Metamorphose der Zellen der s. g. parenchymatösen Organe nachgewiesen, und wir wissen, wie colossal verschieden das Protoplasma derselben von dem der Nervenzellen zusammengesetzt ist. Es ist demzufolge auch zu bezweifeln, ob der Kern der Nervenzelle dieselbe Zusammensetzung, wie der der Leber- oder der Nierenzelle hat. Die Ganglienzellen eines an Inanition oder an Diphtherie gestorbenen Kindes, oder die Nervenzellen eines inficirten Meerschweinchens zeigen am entfernsten nicht die ausgedehnten regressiven Veränderungen, welche die Leber- oder die Nierenzellen derselben Organismen aufweisen. Wir dürfen folgerichtig auch vom Kern der Nervenzelle eine andere Reaction auf dieselbe pathologische Einwirkung erwarten und uns nicht wundern, dass derselbe bei der degenerativen Veränderung des Protoplasmas nicht entsprechend reagirt.

Mit den vorgeführten Thatsachen und Erwägungen will ich der Anschauung entgegentreten, dass die Fettpigmentmetamorphose der Ganglienzelle möglicherweise einen nicht degenerativen Process darstellt. Es liegt kein Grund vor, diese Veränderungen, welche überall, wo sie auftreten, als regressive Erscheinungen beurtheilt werden, an der Ganglienzelle mit anderem Massstab zu messen. Die Erscheinung muss denjenigen regressiven Processen an die Seite gestellt werden, welche sonst im normalen Organismus regelmässig zur Beobachtung gelangen, namentlich der Fettmetamorphose bei der Talg- und Milchbildung, mit dem Unterschied, dass dort die durch Fettmetamorphose gebildeten Fettkörnchen nach aussen von der Zelle gelangen, während sie hier innerhalb der Zelle verbleiben.

Literatur.

1. Deut. med. Woch. Nr. 41. 1900.
2. His. Histogenese und Zusammenhang der Nervenelemente. His' Archiv 1890. Supplementband.

3. Kupffer. Die Entwickelung von Petromyzon Planeri. Arch. f. mikr. Anat. Bd. 35. 1890.
4. Mühlmann. Ueber die Ursache des Alters. Wiesbaden 1900.
5. Ibid. S. 177.
6. Demange. Etude clinique et anatome-pathologique sur la veillesse. Paris 1886.
7. Geist. Klinik der Greisenkrankheiten. Erlangen 1860.
8. Leyden. Klinik der Rückenmarkskrankheiten. Berlin 1875.
8. Bieljakow. Pathol.-anat. Veränd. des Nervensystems beim senilen Schwachsinn. Russ. Dissert. 1887, referirt von mir im Centr. für Pathol. 1900.
10. Kostjurin. Medicin. Jahrbücher der k. k. Gesellschaft der Aerzte in Wien. 1886.
11. Hodge. Changes in Ganglion Cells from Birth to senile Death. Journal of physiology. Bd. 17. 1893—94.
12. Pilcz. Beitrag zur Lehre der Pigmententwicklung in den Nervenzellen. Arbeiten aus dem Institut von Obersteiner. Bd. III.
13. Rosin. Ein Beitrag zur Lehre vom Bau der Ganglienzellen. Deut. med. Woch. 1896. Nr. 31.
14. Obersteiner. Zur Histologie der Gliazellen in der Mollecularschichte der Grosshirnrinde. Arbeiten aus dem Institut von Obersteiner 1900.

Geschäfts-Sitzung der Deutschen Pathologischen Gesellschaft,

gehalten im Polytechnicum zu Aachen

am Mittwoch, dem 19. Sept. 1900, Morgens 9 Uhr.

In Stellvertretung des verhinderten ersten Vorsitzenden übernimmt, auf Vorschlag des Herrn Ponfick-Breslau, Herr Orth-Göttingen die Eröffnung und Leitung der Verhandlungen.

1. Der Schatzmeister, Herr Marchand - Leipzig, erstattet den Kassen-Bericht.

Auf Antrag der zu Rechnungs-Prüfern ernannten Herren Lubarsch - Posen und Simmonds - Hamburg ertheilt die Versammlung die Entlastung.

Im Namen der Gesellschaft dankt der Vorsitzende dem Schatzmeister für dessen Mühewaltung.

2. Der Schriftführer, Herr Ponfick, berichtet über die Art der Veröffentlichung der vorjährigen Verhandlungen. Im Zusammenhange hiermit gedenkt er des Näheren der hierbei geschehenen Ueberschreitung der in München für jenen Zweck bewilligten Mittel und legt die Gründe dar, welche dazu geführt haben.

Die Versammlung spricht einstimmig deren nachträgliche Genehmigung aus und erklärt sich damit einverstanden, dass ausser dem Reste der vorjährigen Einnahmen, aus den heurigen noch 30 Mark zur Deckung der gegenüber dem Verleger erwachsenen Verbindlichkeiten verwendet werden.

3. Für die Herausgabe der Verhandlungen des laufenden Jahres werden M. 1000.— einstimmig genehmigt mit der Massgabe, dass dieses Mal von der Aufnahme grösserer, insbesondere bunter Tafeln abzusehen sei.

4. Hierauf erfolgt eine Besprechung über den seitens des Schriftführers von Neuem im Vorstande angeregten und von

letzterem einstimmig angenommenen Vorschlag, alljährlich für bestimmte Vortrags-Themata Berichterstatter zu bestellen.

Da bei der sich daran schliessenden Erörterung der Gedanke allgemeinen Anklang findet, werden bereits verschiedene Gegenstände als zur Wahl geeignet in Vorschlag gebracht.

Die Herren Chiari und Orth nehmen das vom Vorstande an sie gerichtete und von der Versammlung lebhaft unterstützte Ersuchen an, die Gesammtheit der Mitglieder zu weiteren Meinungs-Aeusserungen und zur Einreichung bestimmter Vorschläge zu veranlassen.

5. Im Hinblick auf die bevorstehende Neuwahl des Vorstandes schlägt Herr von Baumgarten - Tübingen Wiederwahl sämmtlicher Mitglieder mittels Zurufs vor.

Da kein Widerspruch erfolgt, wird der bisherige Vorstand wiedergewählt — selbstverständlich mit Ausnahme des heurigen Einführenden. An dessen Stelle wird satzungsgemäss der „Einführende" der auf der Versammlung in Hamburg zu bildenden Section zu treten berufen sein.

6. Zum Schlusse wird der Antrag des Herrn Chiari - Prag, dem Schriftführer für die bei der Herausgabe der Verhandlungen aufgewendete Mühe zu danken, einstimmig angenommen.

Die Neuwahl des Vorstandes ergibt für 1898/1899 also folgende Zusammensetzung:

Vorsitzender:	Herr Virchow,
Stellvertretender Vorsitzender:	Herr v. Recklinghausen,
Schriftführer:	Herr Ponfick,
Schatzmeister:	Herr Marchand,
Sodann:	
	Herr Chiari,
	Herr Ziegler,
Einführender der pathologisch-anatomischen Sektion der 1901 in Hamburg tagenden Versammlung Deutscher Naturforscher und Aerzte:	Herr Eugen Fraenkel,
Ersatzmann:	Herr Orth.

Satzungen der Deutschen Pathologischen Gesellschaft.

Zweck.

§ 1.

Die deutsche pathologische Gesellschaft verfolgt den Zweck, bei dem stetig wachsenden Umfange der Forschung einen Mittelpunkt für gemeinsame wissenschaftliche Arbeit zu bilden und zur Vereinigung der Fachgenossen beizutragen.

Tagungen.

§ 2.

Um in diesem Sinne einen persönlichen Gedankenaustausch herbeizuführen, veranstaltet die Gesellschaft für ihre Mitglieder periodisch wiederkehrende Tagungen und im Bedürfnissfalle ausserordentliche.

An den hierbei stattfindenden Sitzungen sich zu betheiligen ist auch Nichtmitgliedern, welche durch ein Mitglied eingeführt sind, gestattet. Jedoch haben diese nicht das Recht, mit abzustimmen.

§ 3.

Die ordentlichen jährlich abzuhaltenden Tagungen werden in zeitlicher und örtlicher Verbindung mit den „Versammlungen der deutschen Naturforscher und Aerzte“ abgehalten.

Ausserordentliche Tagungen werden, je nachdem sich das Bedürfnis dazu herausstellt, durch den Vorstand angeordnet und zwar entweder in Berlin oder in einer anderen, im deutschen Sprachgebiete gelegenen Stadt, falls sich darin die für Domonstrationen erforderlichen Mittel und Werkzeuge beibringen lassen.

§ 4.

Für die ordentlichen Tagungen trifft der Vorstand die Vorbereitungen unter Mitwirkung des „Einführenden“ der gleichnamigen Sektion der jeweiligen Naturforscher-Versammlung.

Der Vorsitzende und der Einführende unterzeichnen gemeinsam die Einladung zu dieser Vereinigung und treffen vorläufige Bestimmung über die Reihenfolge der dafür angemeldeten Vorträge.

§ 5.

Für ausserordentliche Tagungen trifft der Vorsitzende die Vorbereitungen im Verein mit dem Schriftführer der Gesellschaft.

Sitzungen.

§ 6.

Die während der ordentlichen Tagung stattfindenden wissenschaftlichen Sitzungen der Gesellschaft fallen mit denen der Naturforscher-Versammlung zeitlich zusammen.

Sondersitzungen greifen nur insoweit Platz, als Gegenstände zu verhandeln sind, welche sich auf die Organisation und Verwaltung der Gesellschaft beziehen, jedenfalls also zum Zwecke der jährlich wiederkehrenden Vorstandswahl.

§ 7.

Den Beschlüssen dieser Sondersitzungen sind ferner vorbehalten alle Veränderungen, welche bezüglich

a) des Jahres-Beitrages,
b) der Satzungen,
c) des Fortbestandes der Gesellschaft

etwa beabsichtigt werden.

Die betreffs dieser Punkte zu stellenden Anträge sind zugleich mit der Einladung zu der bevorstehenden Sitzung anzukündigen.

Veröffentlichung der Verhandlungen.

§ 8.

Die Tagesordnung für die einzelnen wissenschaftlichen Sitzungen wird vom Vorsitzenden im Verein mit dem jeweiligen Einführenden der Section festgestellt und alsdann im Tageblatt jedes Mal bekannt gemacht.

Nicht angemeldete Vorträge dürfen in die Tagesordnung nicht eingeschoben werden[1]).

§ 9.

Für die Herausgabe der in den Sitzungen gehaltenen Vorträge und gepflogenen Verhandlungen sorgt die Gesellschaft mittels einer selbständigen Veröffentlichung, ohne damit die gewohnte Aufnahme

[1]) Zusatz, beschlossen in der Geschäfts-Sitzung zu München am 21. Sept. 1899.

eines Auszuges in die Berichte der Naturforscher-Versammlung auszuschliessen.

Ueber die Veröffentlichung solcher Vorträge, welche Nichtmitglieder gehalten haben, bleibt dem Vorstande, je nach Befinden, nähere Rücksprache mit dem Redner und die endgültige Entscheidung vorbehalten.

Die Schriftleitung der herauszugebenden Verhandlungen liegt dem Schriftführer ob, falls nicht ein besonderer Redakteur vorgesehen wird.

§ 10.

Jene jährlich wiederkehrende Veröffentlichung, ein Bericht über die in der jeweiligen Tagung gehaltenen Vorträge und Erörterungen, erscheint als besondere Schrift und steht jedem Mitgliede zu ermässigtem Preise zu.

Mitgliedschaft.

§ 11.

Die Mitgliedschaft wird erworben durch schriftliche Anmeldung bei dem Schriftführer und Zahlung des Jahresbeitrages von zehn Mark, welche in der ersten Hälfte des Kalender-Jahres zu erfolgen hat.

Ein Mitglied, welches trotz zweimaliger Mahnung seitens des Schatzmeisters länger als ein Jahr im Rückstande bleibt, gilt als ausgeschieden und wird aus der Liste der Gesellschaft gestrichen. Mittels Nachzahlung tritt es aber ohne Weiteres wieder ein.

§ 12.

Nur Mitglieder sind berechtigt, in den Sitzungen der Gesellschaft das Stimmrecht auszuüben.

Vorstand.

§ 13.

Der Vorstand setzt sich zusammen aus:

a) Vorsitzendem,
b) stellvertretendem Vorsitzenden,
c) Schriftführer,
d) Schatzmeister,
e—g 3 anderen Mitgliedern.

Der Einführende der pathologischen Sektion der künftigen Naturforscher-Versammlung hat, insofern er Mitglied der Gesellschaft ist, Anspruch auf einen dieser Vorstands-Posten.

§ 14.

Ausser den genannten 7 Mitgliedern wird ein achtes als Ersatzmann gewählt, welches im Falle des Ausscheidens eines Vorstands-Mitglieds nachrückt.

Für den Fall vorübergehender Behinderung des Schriftführers ist der Vorsitzende berechtigt, für die jeweilige Einzelsitzung einen Stellvertreter zu ernennen.

§ 15.

Die Mitglieder des Vorstandes nebst dem Ersatzmann werden in einer besonderen Sitzung der jährlichen ordentlichen Tagung von den Anwesenden mittels schriftlicher Abstimmung gewählt.

Jede Wahl gilt auf ein Jahr und zwar mit Einschluss der nächsten ordentlichen Tagung.

Die alsdann ausscheidenden Mitglieder sind sofort wieder wählbar[1]).

§ 16.

Dem Vorstande bleibt nicht nur die Regelung seiner eigenen Thätigkeit, seiner Verhandlungs- und Abstimmungweise vorbehalten, sondern auch die Schaffung einer Geschäftsordnung für die Sitzungen der Gesellschaft.

§ 17.

Ferner liegt ihm die verantwortliche Verwaltung des Gesellschafts-Vermögens ob, sowie deren Vertretung nach aussen, auch in gerichtlicher Hinsicht.

Für sämmtliche in letzteren beiden Richtungen geschehenen Schritte ist er verpflichtet, in der nächsten Tagung die Genehmigung der Gesellschaft einzuholen, sowie über alle wichtigeren Vorgänge, etwaige Verhandlungen, welche er in deren Interesse mit Anderen gepflogen hat, und Aehnliches Bericht erstatten.

---

[1]) Ursprünglich stand hier der Zusatz: „Nur der Vorsitzende kann als solcher nicht von Neuem in den nächstjährigen Vorstand gewählt werden,“ wurde aber auf Antrag des Herrn v. Recklinghausen (1897) einstimmig zu streichen beschlossen.

Uebergangsbestimmung betreffs der für die Sitzungen zu schaffenden Geschäftsordnung.

§ 18.

Ueber die endgültige Geschäftsordnung für die Sitzungen soll in der nächstjährigen Tagung Beschluss gefasst werden.

Jedoch wird schon jetzt grundsätzlich anerkannt, dass die pathologische Sektion der Naturforscher - Versammlung die Tagesordnung dafür bestimmt und über die Reihenfolge der Vorträge entscheidet.

Zu einigen Paragraphen der so genehmigten Satzungen sind auf der 1. Tagung in Düsseldorf (1898)

Erläuternde Zusätze

beschlossen, welche, ohne selber die Bedeutung statutarischer Bestimmungen zu haben, dazu dienen sollen, missverständliche Auslegungen zu verhüten.

So einigt man sich in Bezug auf § 9 über folgende Grundsätze, welche dem Vorstande bei den mit dem Verleger zu führenden Verhandlungen als Richtschnur dienen sollen:

a) Die Verhandlungen der deutschen pathologischen Gesellschaft erscheinen als besondere Veröffentlichung im Verlage von Georg Reimer - Berlin, mit welchem zunächst ein Vertrag für 1 Jahr abgeschlossen werden soll, unbeschadet der Aufnahme kurzer Referate in den Jahresbericht der Gesellschaft deutscher Naturforscher und Aerzte.

b) Der Umfang der Verhandlungs-Berichte wird zunächst auf 10 Bogen festgesetzt, nach Erforderniss mit Hinzuziehung einzelner Tafeln. Bezüglich der Tafeln haben die Autoren die Erlaubniss des Vorstandes einzuholen.

c) Jedes Mitglied der Gesellschaft erhält vorläufig 1 Exemplar der Verhandlung unentgeltlich.

In Bezug auf § 10 wird erklärt: „Auswärtigen, nicht deutschen Mitgliedern der Gesellschaft soll bei ihrer Aufnahme die mittels eines Formulars zu machende Nachricht zugestellt werden, dass die Mitgliedschaft der pathologischen Gesellschaft nicht gleichzeitig auch diejenige der Naturforscher-Versammlung in sich schliesse.

Mitglieder

der

Deutschen Pathologischen Gesellschaft*).

Aufgestellt Ende 1900.

Vorstand:

Rudolf Virchow, Berlin. I. Vorsitzender.
F. v. Recklinghausen, Strassburg i/Els. II. Vorsitzender.
E. Ponfick, Breslau, Schriftführer.
F. Marchand, Leipzig, Schatzmeister.
H. Chiari, Prag.
J. Orth, Göttingen.
E. Ziegler, Freiburg i/Br.

Mitglieder:

1. Albrecht, E. Assistent am patholog. Institut. München.
2. Albrecht, Heinrich, Privatdocent und Assistent am patholog. Institut. Wien IX.
3. Arnold, J., o. Prof. d. path. Anat., Geh. Hofrath. Heidelberg, Geisbergstrasse 1.
4. Aschoff, L., Privatdocent d. path. Anat. und 1. Assistent. Göttingen.
5. Askanazy, M., Privatdocent d. path. Anat. und 1. Assistent. Königsberg.
6. Aufrecht, Director der inneren Abtheilung des Städt. Krankenhauses, Geh. San.-Rath, Magdeburg.
7. Babes, O., o. Prof. u. Director des Instituts für Pathologie und Bacteriologie. Bukarest.
8. Bardenheuer, Prof., Geh. San.-Rath, Dirig. Arzt am Bürger-Spital Köln.
9. v. Baumgarten, P., o. Prof. d. path. Anat. Tübingen.

---

*) Der Doctor-Titel ist weggelassen worden.

10. Benda, C., Prosector am Städt. Krankenhaus Am Urban. Berlin, Kronprinzen-Ufer 30.
11. Bendz, H., o. Prof. d. path. Anat. Lund.
12. Beneke, R., Prosector am Städt. Krankenhaus. Braunschweig.
13. Blanchard, R., Prof. à la Faculté de médecine. Paris, 226 Boulevard St. Germain.
14. Boddaert, R., o. Prof., Dir. d. med. Univ. Klinik. Gent, Coupure 46.
15. Boheman, H., Doc. d. path. Anat. am Karol. Institut. Stockholm.
16. Bollinger, O., o. Prof. d. path. Anat., Obermedicinalrath. München, Goethestrasse 54.
17. Borrmann, R., Assistent am patholog. Institut. Marburg.
18. Borst, M., Privatdocent d. path. Anat. Assistent. Würzburg.
19. Bostroem, E., o. Prof. d. path. Anat., Geh. Med.-Rath. Giessen.
20. Bouchard, Ch., Prof. à la Faculté de méd. Paris, 174 Rue de Rivoli.
21. Busse, O., Privatdocent d. path. Anat. Assistent. Greifswald.
22. Chiari, H., o. Prof. d. path. Anat. an der deutschen Universität. Prag.
23. Dietrich, A., Assistent am path. Institut. Tübingen.
24. Dinkler, Professor, Leit. Arzt am Luisen-Hospital. Aachen.
25. Dürck, H., Privatdocent u. Assistent am path. Institut, Prosector am städt. Krankenhaus, r. d. Isar. München, Nussbaumstr. 2a.
26. Eberth, C., o. Prof. d. path. Anat., Geh. Med.-Rath. Halle a. S.
27. Ebstein, W., o. Prof. der inneren Medicin, Geh. Med.-Rath. Göttingen.
28. Eppinger, H., o. Prof. d. path. Anat. Graz.
29. Ernst, P., o. Prof. d. path. Anat. Zürich.
30. Ewald, C. A. Prof. d. inneren Medicin, Geh. Med.-Rath, Berlin.
31. Fleischhauer, San.-Rath. Düsseldorf.
32. Foà, Pio, o. Prof. d. path. Anat. Turin, Corso Valentino 40.
33. Fraenkel, E., Prosector d. neuen allg. Krankenhauses. Hamburg-Eppendorf.
34. Friedrich, O. L., a. o. Prof., Director der chirurg. Poliklinik. Leipzig, Haydnstr. 10.
35. Fritsch, H., o. Prof. d. Gynäkologie, Geh. Med.-Rath. Bonn.
36. Fujinami, A., Kyoto, Japan.
37. Gaylord, H. R., Prof. d. chir. Path. Buffalo U. S. A.
38. Ghon, A., Privat-Doc. u. Ass. am path. Inst. Wien IX.
39. Grawitz, P., o. Prof. d. path. Anat. Greifswald.
40. Gusserow, o. Prof. d. Gynäkologie, Geh. Med.-Rath. Berlin, Roonstr. 4.
41. Hamilton, D. J., o. Prof. d. Path. Anat. Aberdeen, Schottland.
42. Hansemann, D., Prof., Prosector am städt. Krankenhaus Friedrichshain. Berlin, W., Derfflingerstr. 21.
43. Hauser, E., o. Prof. d. path. Anat. Erlangen.
44. Heller, A., o. Prof. d. path. Anat., Geh. Med.-Rath. Kiel.
45. Henke, F., Privatdocent und 1. Assistent am path. Institut. Breslau.
46. Homén, E. A., o. Prof. d. path. Anat. Helsingfors.
47. Hueter, Prosector am städt. Krankenhause in Altona.
48. Jores, L., Prof., Privatdocent d. path. Anat. Bonn.

49. Israël, O., a. o. Prof. und Assistent am path. Institut zu Berlin. Charlottenburg, Knesebeckstr. 1.
50. Jürgens, R., Prosector an der Kgl. Charité. Berlin.
51. v. Jürgensen, o. Prof. d. inneren Medicin. Tübingen.
52. v. Kahlden, C., a. o. Prof. d. path. Anat. Freiburg i. B.
53. Kast, o. Prof. d. inneren Medicin, Geh. Med.-Rath. Breslau, Neue Taschenstr. 32.
54. Kaufmann, E., o. Prof. d. path. Anat. Basel.
55. Key, A., o. Prof. d. path. Anat. am Karol.-Institut. Stockholm.
56. Knauss, R., Prosector am Katharinen-Hospital, Stadtarzt. Stuttgart.
57. Kockel, R., a. o. Prof. d. gerichtl. Medicin. Leipzig, Dorotheenstr. 2.
58. König, Fr., o. Prof. d. Chirurgie, Geh. Med.-Rath. Berlin NW., Brücken-Allee 35.
59. Koester, o. Prof. d. path. Anat. Geh. Med.-Rath. Bonn.
60. Kraemer, C., Canstatt.
61. Kraus, Fr., o. Prof. d. inneren Medicin. Graz, Rechbauerstr. 10.
62. Krehl, L., o. Prof. d. inneren Medicin. Greifswald.
63. Kretz, R., Docent f. path. Anat., Prosector. Wien IV, Theresianumgasse 8.
64. Kromayer, Privatdocent d. Dermatologie. Halle a. S., Poststr. 8.
65. Kuestner, o. Prof., Geh. Med.-Rath. Dir. der Frauenklinik. Breslau.
66. Kuhn, C. H., o. Prof. d. path. Anat. Amsterdam, Oosteende 15.
67. Langerhans, P., Prof., Privatdocent d. path. Anat. und Prosector am städt. Krankenhaus Moabit. Berlin, Brücken-Allee 11.
68. Langhans, Th., o. Prof. d. path. Anat. Bern.
69. Lassar, O., a. o. Prof. d. Dermatologie. Berlin NW., Carlstr. 19.
70. Lesser, A., a. o. Prof. der gerichtl. Medicin. Breslau.
71. v. Leyden, E., o. Professor der inneren Medicin, Geh. Med.-Rath. Berlin W., Bendlerstr. 30.
72. Liebreich, O., o. Prof. der Pharmakologie, Geh. Med.-Rath. Berlin, Neustädt. Kirchstr. 9.
73. Litten, M., a. o. Prof. der inneren Medicin. Berlin, Lützowpl. 6.
74. Löwit, M., o. Prof., d. allg. Pathologie. Innsbruck.
75. Lubarsch, O., Prof. Hygienisches Institut. Posen.
76. Lübimoff, N., Prof. der path. Anat. Kasan.
77. Lüpke, Prof. a. der thierärztl. Hochschule. Stuttgart.
78. Mallory, F. B., Assistent Prof. of Pathol. Harvard med. School. Boston N.S.
79. Manasse, Priv.-Doc. Strassburg i. E., Nicolaistaden 8.
80. Marchand, F., o. Prof. der path. Anat., Geh. Med.-Rath. Leipzig, Salomonstr. 5.
81. Marckwald, Prosector am städt. Krankenhaus. Barmen.
82. Martin, A., o. Prof. d. Gynäkologie. Greifswald.
83. Martinotti, G., o. Prof. d. path. Anat. Bologna.
84. Meltzer, S. J., Arzt. New-York, 66 East 124 Street.

85. v. Mikulicz-Radecki, Prof. d. Chirurgie, Geh. Med.-Rath, Breslau.
86. Morpurgo, B., Prof. d. allgem. Pathol. Siena.
87. Mühlmann, M., Odessa, Puschkinstr. 62.
88. Muir, R., Prof., University Glasgow.
89. Müller, F., Prof. der inneren Medicin, Basel.
90. Naunyn, o. Prof. d. inneren Med. Strassburg i. E.
91. Nauwerck, C., Prof. Prosector am Städt. Krankenhaus. Chemnitz.
92. Neumann, E., o. Prof. d. path. Anat., Geh. Med.-Rath. Königsberg i. Pr.
93. Nothnagel, Prof. der inneren Medicin, Hofrath, Wien.
94. Orth, J., o. Prof. d. path. Anat., Geh. Med. Rath. Göttingen.
95. Ostertag, Prof. an der Thierärztlichen Hochschule. Berlin NW., 6.
96. Paltauf, R., o. Prof. der path. Histologie und allg. Pathol. Wien II, Lackirergasse 1.
97. Pfannenstiel, Prof. der Gynäkologie, Breslau.
98. Plimmer, H. G. Lecturer on Pathology and Bacteriology, St. Mary's Hospital, 28 St. Johns Wood Road London.
99. Pommer, G., o. Prof. d. path. Anat. Innsbruck.
100. Ponfick, E., o. Prof. d. path. Anat., Geh. Med.-Rath. Breslau, XVI, Novastr. 3.
101. Prudden, M. T., Departement of Pathology. College of Physicians and surgeons, New-York, 437 West 59. Street.
102. Quensel, U., Laborator d. path. Anat. am Carolinischen Institut Stockholm.
103. v. Recklinghausen, o. Prof. d. path. Anat. Strassburg i. E.
104. Reddingius, R. A., o. Prof. d. path. Anat. Groningen.
105. Ribbert, H., o. Prof. d. path. Anat. Marburg.
106. v. Rindfleisch, E., o. Prof. d. path. Anat., Geh. Rath. Würzburg.
107. Rischpler, A., Karlsruhe, Kaiserstr. 187.
108. Rosenthal, W., Erlangen.
109. Ruge, C., Professor, San.-Rath. Berlin W., Jägerstr. 61.
110. Saxer, Fr., Privat-Docent d. path. Anat. und 1. Assistent am path. Institut. Leipzig.
111. Schede, M., o. Prof. d. Chirurgie, Geh. Med.-Rath. Bonn.
112. Schlagenhaufer, Prosector am k. k. Elisabeth-Spital. Wien XIV. 8.
113. Schmaus, H., a. o. Prof. und 1. Assistent am pathol. Institut. München, Herzog Heinrichstr. 38.
114. Schmidt, M. B., a. o. Prof. und 1. Assistent am pathol. Institut. Strassburg i. E.
115. Schmorl, G., Med.-Rath, Pros. am städt. Krankenhause. Dresden.
116. v. Schrötter, H., Wien IX, Mariannengasse 3.
117. Schuchardt, K.. Prof., Director d. chirurg. Abth. d. städt. Krankenhauses. Stettin.
118. Schütz, Prof. an der Thierärztlichen Hochschule, Geh. Reg.-Rath Berlin, Luisenstr. 56.
119. Seiffert, M., Priv.-Doc. Pros. d. Kinderkrankenh. Leipzig.

120. Senator, H., a. o. Prof. d. inneren Medicin, Geh. Med.-Rath. Berlin NW, Bauhofstr. 7.
121. Shattock, Joint Lecturer on Pathology and Bacteriology St. Thomas. Medical School. Pathological Curator of the Hunterian Museum, Royal College of Surgeons, Lincoln's Inn Fields. London.
122. Simmonds. Prosector am Krankenhaus St. Georg. Hamburg, Johns-Allee 50.
123. Soltmann, O., o. Hon. Prof. u. Med.-Rath, Director des Kinderkrankenhauses. Leipzig, Goethestrasse 9.
124. Stern, R., Director der medicin. Poliklinik, Breslau.
125. Sternberg, C., Prosector-Adjunkt am Pathol. Bacter. Institut im Rudolf-Spital. Wien III.
126. Stilling, H., o. Prof. d. path. Anat. Lausanne.
127. Stintzing, o. Prof. d. inneren Med. Jena.
128. Stroebe, H., Prosector am städt. Krankenhause. Hannover.
129. Sundberg, C., Prof. d. Pathologie und Hygiene. Upsala.
130. Thoma, R., Prof. d. path. Anat. Magdeburg, Gr. Diesdorferstr. 208.
131. Thorel, Ch., Prosector am städt. Krankenhause. Nürnberg.
132. Tillmanns, a. o. Prof. d. Chirurgie, Med.-Rath, General-Oberarzt à la suite. Leipzig, Wächterstr. 30.
133. Trendelenburg, o. Prof. d. Chirurgie, Geh. Med.-Rath. Leipzig, Königstr. 33.
134. Unna, P. G., Dermatalog. Hamburg.
135. Virchow, R., o. Prof. d. path. Anat, Geh. Med.-Rath. Berlin W., Schellingstr. 10.
136. Waldeyer, o. Prof. der Anat. Geh. Med.-Rath. Berlin, Lutherstr. 35.
137. Walz, Priv.-Doc., Assistent am path. Institut. Tübingen.
138. Weichselbaum, A., o. Prof. der path. Anat. Wien X., Porzellangasse 15.
139. Weigert, C., Prof. u. Geh. Med. Rath, Senckenberg's path. Institut Frankfurt a. M.
140. Weintraud, Director der inneren Abtheilung des städt. Krankenhauses. Wiesbaden.
141. Werth, o. Prof. der Gynäkologie, Geh. Med.-Rath, Kiel.
142. Wilms, W., Privat-Doc., Assistent a. d. chir. Klinik. Leipzig.
143. Winkler, Assistent am pathol. Institut. Breslau, Auguststr. 3.
144. Wölfler, A., o. Prof. d. Chirurgie d. deutschen Universität Prag, Tonnengasse 2.
145. Wright, J. H., Director of the Laboratory of the Massach. General Hospital. Boston, U. S.
146. v. Wyss, H., a. o. Prof. d. gerichtl. Medicin. Zürich.
147. Wysokowicz, W., o. Prof. d. path. Anat. Kiew.
148. Zahn, F. W., o. Prof. d. path. Anat. Genf, Plainpalais.
149. Ziegler, E., o. Prof. d. path. Anat., Geh. Hofrath. Freiburg i. B.
150. v. Ziemssen, o. Prof. d. inneren Med., Geheimrath. München, Lindwurmstr. 2.

Als durch den Tod ausgeschieden beklagen wir die Herren:

1. Kanthack, Cambridge. † 21. Dec. 1898.
2. Straub, München. † Nov. 1899.
3. Birch-Hirschfeld, Leipzig. † 19. Nov. 1899.
4. Leichtenstern, Köln. † 23. Febr. 1900.
5. Hanau, St. Gallen. † Aug. 1900.
6. Siegenbeek van Heukelom, Leiden. † 9. Oct. 1900.

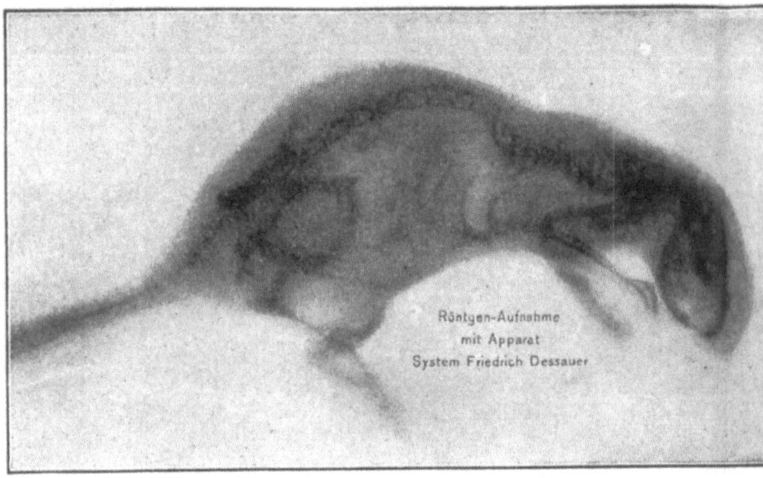

Fig. 1.

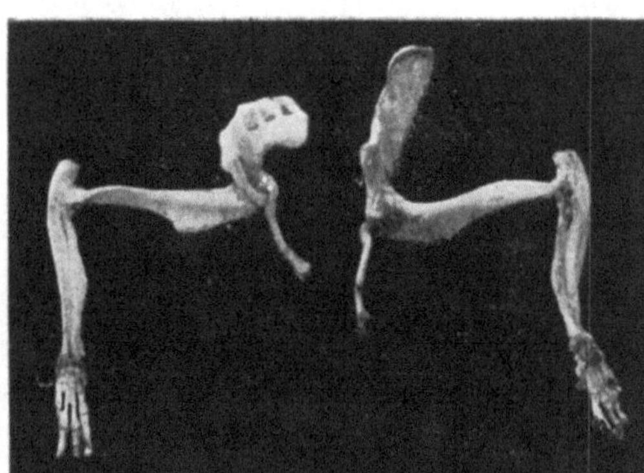

Fig. 3.

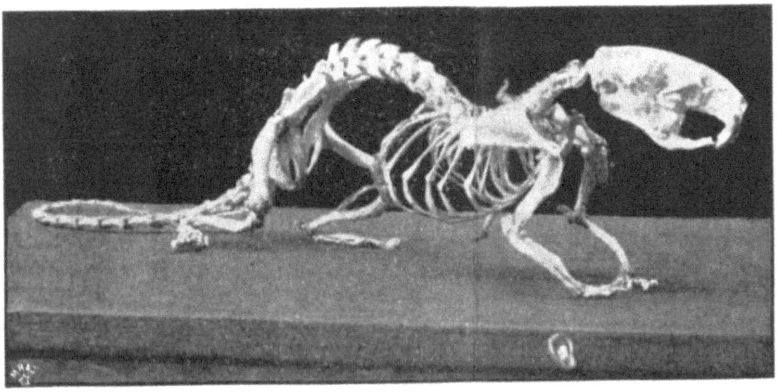

Fig. 2.

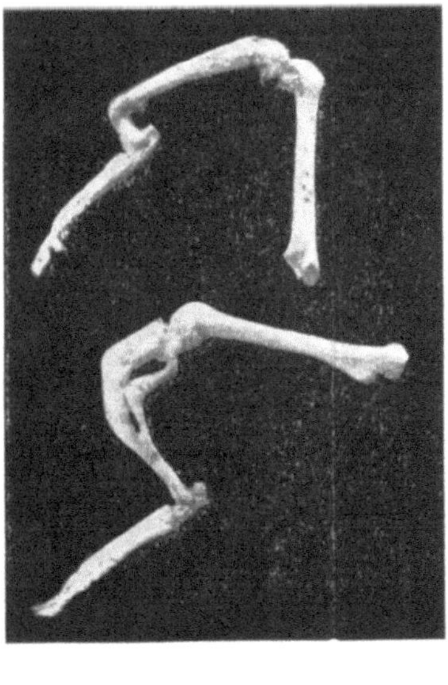

Fig. 4.

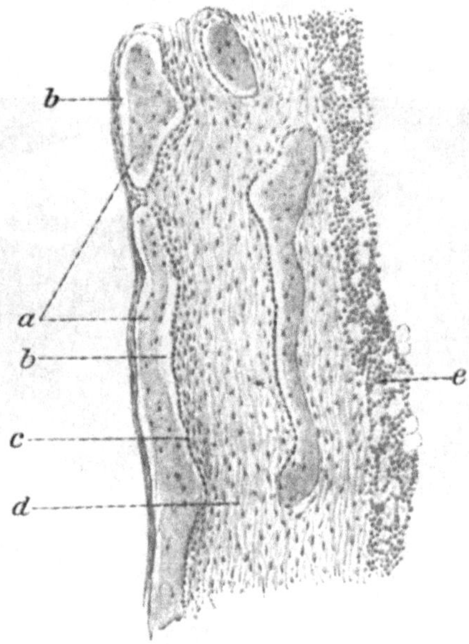

Fig. 5.

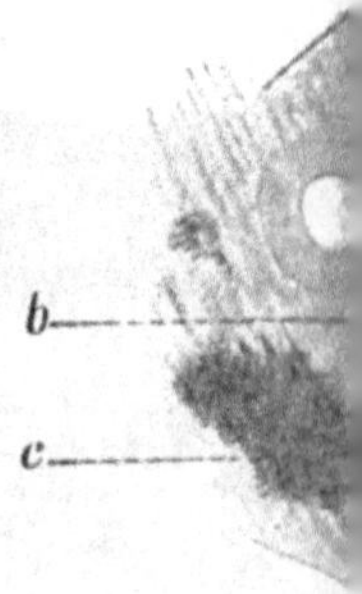

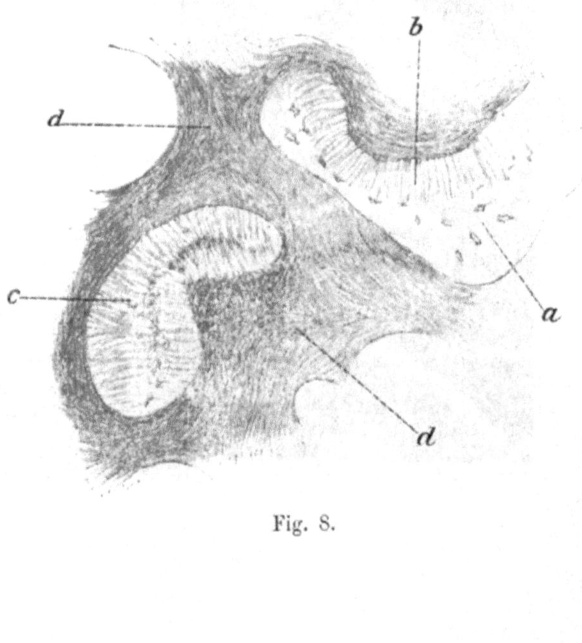

Fig. 8.

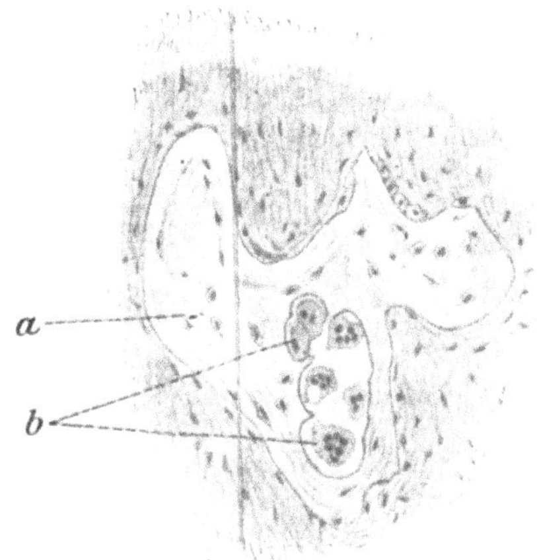

Fig. 7.

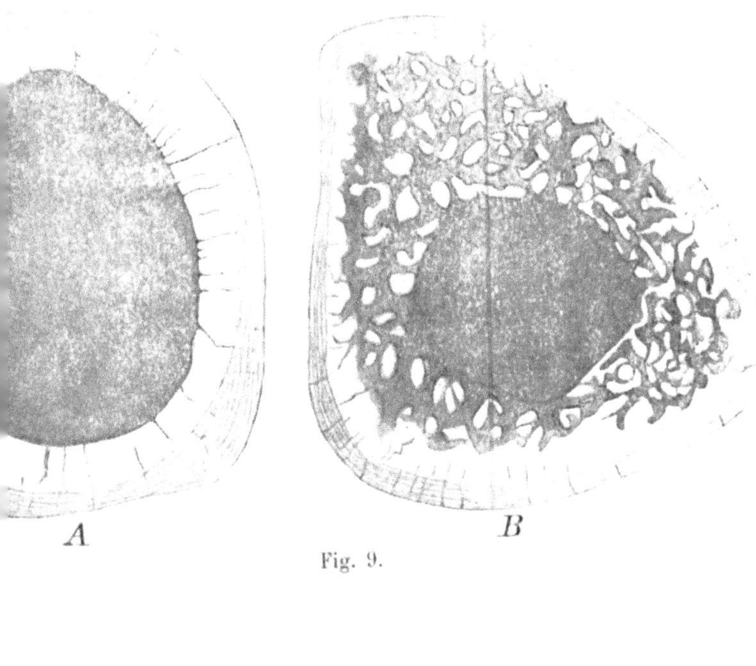

Fig. 9.

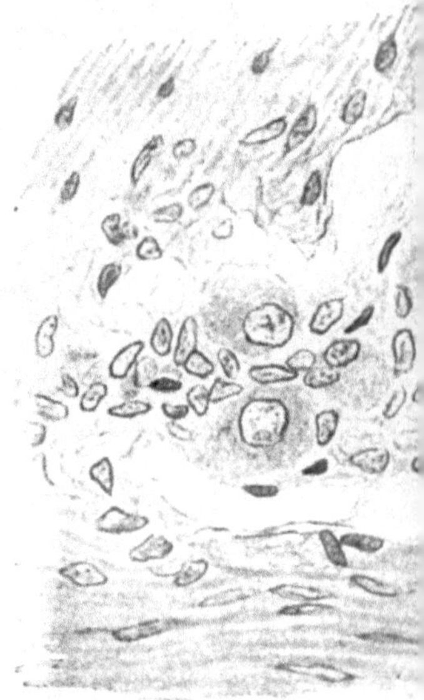

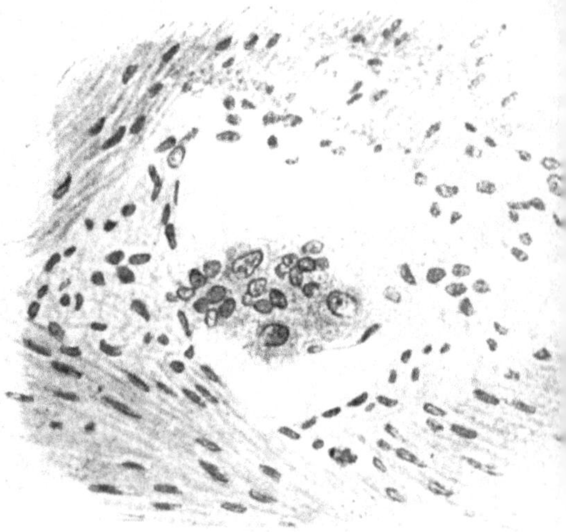

Fig. 2.

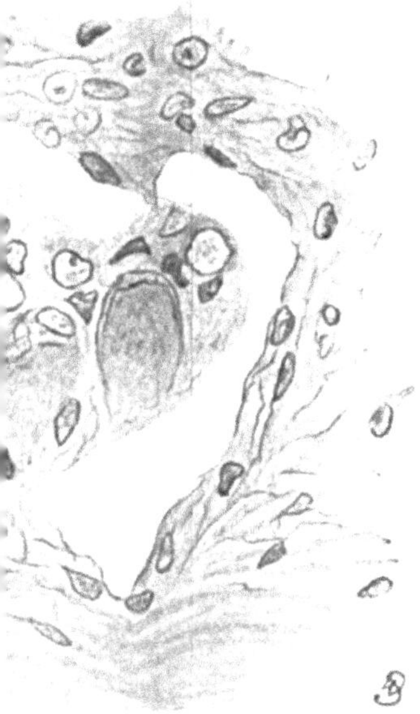

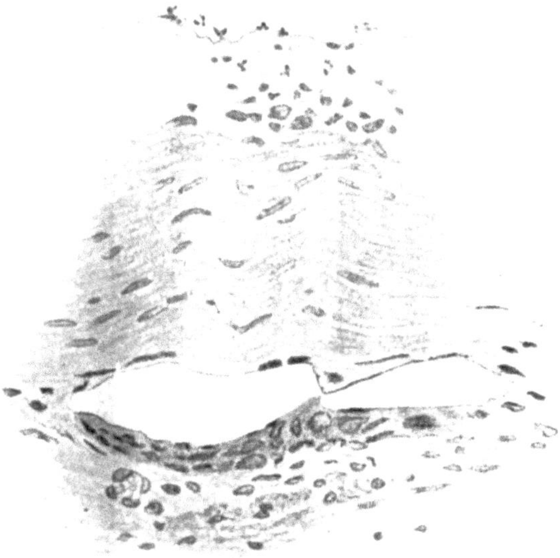

Fig. 3.

Zeitfracht Medien GmbH
Ferdinand-Jühlke-Straße 7
99095 Erfurt, Deutschland
produktsicherheit@kolibri360.de